からだを整える
フルーツ in 紅茶

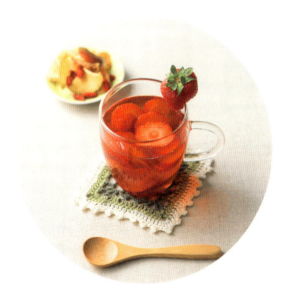

大泉書店

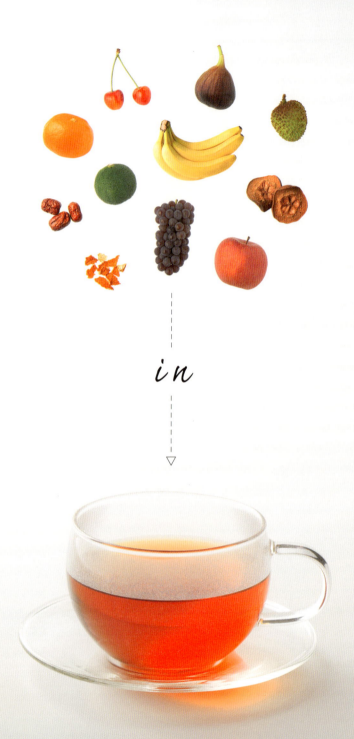

はじめに

フルーツを食べると胃腸の調子がよくなったり、
喉の渇きが癒されるなど、
体の調子がよくなったと感じることはありませんか。

＊

薬膳では、フルーツは、
「五臓の働きを助ける」とされています。
南国のフルーツには豊富な水分が含まれ、
喉、口、目、腸の乾きを潤してくれ、
体の余分な熱を冷ましてすっきりさせる働きもあります。
一方、寒い地方のフルーツには、
体を温める働きがあり、冷えに悩む人におすすめです。

＊

一般的に、フルーツは冷蔵庫で冷やして
食べることが多いのですが、
薬膳では、常温で食べることがよいとされています。
りんごやももに火を通してコンポートを作る方法もありますが、
ほんの少し手間がかかります。

＊

そこで、フルーツを温かい紅茶に入れて、
手軽においしく楽しめる「フルーツ イン 紅茶」の提案です。
フルーツのさまざまな効能に、体を温める紅茶をプラスするだけで、
なんとなく不調なときも、体の調子を整えることができます。

contents

はじめに …… 3
本書の見方 …… 6

PART1 薬膳から見た フルーツ in 紅茶

薬膳の基本的な考え方とは …… 8
フルーツの五性とは …… 10
フルーツ＝「寒・涼性」 紅茶＝「温性」 …… 12
「気・血・水」の不足を補い、巡りをよくする …… 14
タイプに合わせて、体調を整える …… 16
● 気：「気虚」タイプ／「気滞」タイプ …… 16
● 血：「血虚」タイプ／「瘀血」タイプ …… 17
● 水：「津虚」タイプ／「水滞」タイプ …… 18

PART2 フレッシュフルーツ in 紅茶

アボカドミルク紅茶 …… 20
いちご紅茶 …… 22
いちじく紅茶 …… 24
オレンジ紅茶、みかん紅茶 …… 26
キウイフルーツ紅茶 …… 28
きんかん紅茶 …… 30
グレープフルーツ紅茶 …… 32
さくらんぼ紅茶 …… 34
ざくろ紅茶 …… 36
すいか紅茶 …… 38
パイナップル紅茶 …… 40
バナナミルク紅茶 …… 42

パパイヤミルク紅茶 …… 44
びわ紅茶 …… 46
ぶどう紅茶 …… 48
ブルーベリー紅茶 …… 50
マンゴー紅茶 …… 52
メロン紅茶 …… 54
もも紅茶 …… 56
ゆず紅茶 …… 58
ライチ紅茶 …… 60
りんご紅茶 …… 62
レモン紅茶 …… 64

(column) ティーポットとティーウォーマーで、カフェ気分を楽しむ …… 66

PART3 ドライフルーツ in 紅茶

あんず紅茶 …… 68
かき紅茶 …… 70
かりん紅茶 …… 72
くこの実紅茶 …… 74
クランベリー紅茶 …… 76

ちんぴ紅茶 …… 78
なし紅茶 …… 80
なつめ紅茶 …… 82
プルーン紅茶 …… 84
★ドライフルーツ図鑑 …… 86

(column) フルーツ in 紅茶のための、楽しいグッズたち …… 92

PART4 フルーツ in 紅茶の作り方

3種類の紅茶の特徴 …… 94
セイロン／ダージリン／ウバ …… 94
ティーバッグ紅茶の淹れ方 …… 95
フルーツの切り方いろいろ …… 96
グレープフルーツ …… 96
もも …… 97
メロン …… 98
すいか …… 99

パイナップル …… 100
びわ …… 101
マンゴー …… 102
パパイヤ …… 103
フルーツ in 紅茶、2種類の作り方 …… 104
フルーツ+ストレートティー
　（セイロン、ダージリン）…… 104
フルーツ+ミルクティー（ウバ）…… 105

薬日本堂の紹介 …… 106

「気・血・水」のタイプに合わせて …… 108
季節に合わせて …… 110
時間帯に合わせて …… 111

本書の見方

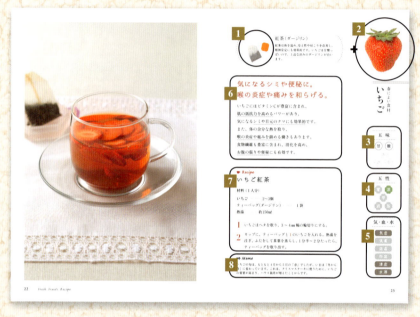

1 （ティーバッグ）紅茶の効能と、フルーツとのマッチングについて。

2 （春によい食材）どの季節に食べると効果的かを紹介。

3 （五味）該当するものには、黒の丸と黒文字。解説→p.9

4 （五性）該当するものには、着色している。解説→p.10～11

5 （気・血・水）該当するものには、濃い茶色の背景に、白文字。解説→p.14～18

6 （本文）薬膳の見地から、フルーツの効能を紹介。

7 （Recipe）フルーツin紅茶の名前と作り方を紹介。

8 （Memo）漢方や栄養学のこぼれ話など。

※茶葉を蒸らす分数は、1分半～2分が目安です。
　商品に記載されている時間に従ってください。

PART 1
薬膳から見たフルーツ
in
紅茶

薬膳では、フルーツや紅茶には、
体の調子を整える、
さまざまな効能があるとされています。
さらに、体を冷やすフルーツに、体を温める紅茶を加え、
冷えが気になる人も楽しめるようアレンジしました。

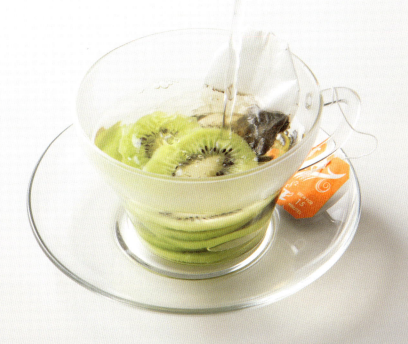

薬膳の基本的な考え方とは

自然とのバランスをとり、旬のものを食べることが
健康によいとされています。

　古代中国の医学が日本に伝わり発展した漢方。その理論をもとに、体質、症状、体調、季節などさまざまなことに合わせて作る食事を薬膳といいます。あなたに合ったものになるので、オーダーメイドの食事といえます。それぞれの食材が、体にどのような影響を与えるのか、どのような組み合わせが食べやすくおいしいのかなどを古代の人々が経験して学び、分類して作り上げてきました。

　薬膳の目的は食を通じて体調を整えることで、その考え方はシンプル。「自然界のものを食べ、自然とのバランスをとる」これが大切です。ひとつのものを丸ごとすべて食べる「一物全体」、土地で育った旬なものを食べる「身土不二」という考え方もあります。

　「一物全体」とは、食べ物である植物や動物はひとつの命であるので、丸ごとすべて食べることでバランスもよくなるという考え方です。たとえば、フルーツの場合、いちご、クランベリー、ブルーベリー、さくらんぼなどは丸ごと食べられます。また、皮に栄養が豊富に含まれる、りんご、いちじく、きんかんなどは、なるべく皮ごと食べることを推奨しています。

　「身土不二」は、その土地でその季節にできるもの、旬のものを食べることが体にとって一番よいとされている考え方です。春にはいちご、夏にはすいかやもも、秋にはぶどうやかき、冬にはみかんやゆずなど、季節の旬のものは、食材の栄養価も高まっているので体にとってよいとされています。自分の体と向き合って、自然に従うことが健康を維持するために大切なことです。

フルーツの五味

食材には「酸」「苦」「甘」「辛」「鹹」という五味があります。
フルーツは、酸味と甘味があるものが多く、苦味と辛味は少なく、
鹹味（塩辛い味）は該当がありません。
それぞれの味には、個別の働きがあります。

五味	味がもつ働き	フルーツ
酸味 →	・筋肉を引き締める ・汗や尿のもれを抑える 例）多汗、頻尿、下痢	アボカド、あんず、いちご、オレンジ、かりん、キウイフルーツ、きんかん、クランベリー、グレープフルーツ、ざくろ、なし、パイナップル、びわ、ぶどう、ブルーベリー、プルーン、マンゴー、みかん、メロン、もも、ゆず、ライチ、りんご、レモン
苦味 →	・余分な熱や水分を排出する 例）便秘、発熱、目の充血	かりん、ざくろ、ちんぴ
甘味 →	・気・血（※）を補う ※気・血（→ p.15） ・緊張をゆるめる 例）疲労倦怠	アボカド、あんず、いちご、いちじく、オレンジ、かき、キウイフルーツ、きんかん、くこの実、クランベリー、グレープフルーツ、さくらんぼ、ざくろ、すいか、なし、なつめ、パイナップル、バナナ、パパイヤ、びわ、ぶどう、ブルーベリー、プルーン、マンゴー、みかん、もも、ゆず、ライチ、りんご
辛味 →	・発汗、発散させる ・気・血を巡らせる 例）発汗、消化不良、風邪	きんかん、ちんぴ
鹹味 (塩辛い味) →	・固いものを軟かくする 例）しこり、いぼ、便秘	※フルーツは該当なし 本書では代わりに、渋みをフルーツの五味にとり入れた（p.37、73）。

9

フルーツの
五性とは

フルーツは「寒性」「涼性」が多く、体の熱を冷やす働きがあります。
体質に合わない場合は、冷えや肩こりにつながることも……。

　体に与える影響を5段階に分類したものを、食材の「五性」といいます。体を温めるものは「熱性」「温性」、体を冷やすものは「寒性」「涼性」、働きが穏やかなものを「平性」に分けられます。これらの分類の中から、体質に合わせて適切なフルーツを選ぶことが、体の調子を整えるポイントです。

　たとえば、「寒性」「涼性」のフルーツは水分の多いものが多く、グレープフルーツ、すいか、メロンなどが当てはまります。イライラ、喉の痛み、肌荒れ、むくみがあるときに食べると、体の熱を冷ますことができます。

　一方、「温性」のフルーツは水分が少ないものが多く、さくらんぼ、あんず、ざくろなどが当てはまります。代謝を促す働きがあるため、冷え、肩こり、腰痛、月経痛のときに食べると、体の調子が整います。

　最近人気の南国のフルーツは、「寒性」「涼性」のものが多い特徴があります。体内の余分な熱を冷ます働きがあるので、暑い夏に食べると効果的です。

　逆に、冷えて血行不良になりやすい冬の時季には、「温性」のフルーツを食べることによって、体を温めることができます。

　フルーツは、食べる時間によっても、体に影響があります。「寒性」のかきや「涼性」のなしは、夜に食べると体が冷えるため、昼に食べるとよいでしょう。

　また、「温性」のきんかん、ちんぴなどは、夜に食べても体を温めることができます。

フルーツの五性

あなたの体調・体質に合ったフルーツを選びましょう。

冷やす ↑

温める ↓

寒性
- 鎮静、消炎作用がある
- 体を冷やしやすい

かき、キウイフルーツ、
グレープフルーツ、
すいか、
バナナ、メロン

涼性
- 体をやや冷やしやすい

アボカド、いちご、オレンジ、
なし、パパイヤ、びわ、
マンゴー、みかん、
ゆず、りんご

平性
- 穏やかな働き
- 常食するもの

いちじく、かりん、くこの実、
クランベリー、パイナップル、
ぶどう、ブルーベリー、
プルーン、レモン

温性
- 体をやや温める

あんず、きんかん、さくらんぼ、
ざくろ、ちんぴ、なつめ、
もも、ライチ

熱性
- 体を温めやすい
- 興奮、亢進作用がある

※フルーツは該当なし

11

フルーツ=「寒・涼性」
紅茶=「温性」

体を冷やす「寒性」「涼性」のフルーツでも、
「温性」の紅茶をプラスすることで、冷えが気になる人も楽しめます。

　薬膳ではお茶を「温性」「涼性」の2種類に分けることができます。「涼性」のお茶は、緑茶、ジャスミン茶、はと麦茶などです。「温性」のお茶は、紅茶、一部のプーアール茶、杜仲茶などがあります。本書では「温性」のお茶の中から、フルーツとの相性がよく、入手しやすい紅茶を使っています。

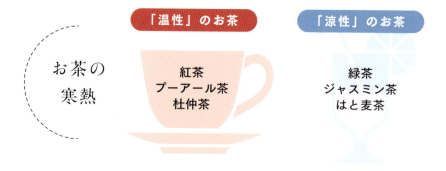

お茶の寒熱

「温性」のお茶: 紅茶、プーアール茶、杜仲茶
「涼性」のお茶: 緑茶、ジャスミン茶、はと麦茶

　冷たいものを飲むと体を冷やし、冷え性や肩こりなどの不調を引き起こすといわれています。一方、温かいものを飲むと体が温まり、血行促進、冷えの解消、新陳代謝がよくなるので老廃物の排出を促す働きがあります。
　薬膳では、体を冷やすという理由から、夏でも氷入りのドリンクは推奨しません。フルーツin紅茶も、アイスではなくホットで飲むことをおすすめします。
　フルーツは「寒性」、「涼性」が多く、体の余分な熱を冷まします。た

とえば寒性であるバナナに冷蔵庫から出したばかりのヨーグルトを合わせてしまうと、とても冷える組み合わせになってしまいます。

そこで、「寒性」「涼性」が多いフルーツに、温かい紅茶の「温性」を加えることで、体を温め、フルーツ本来のさまざまな効果も得ることができるのです。

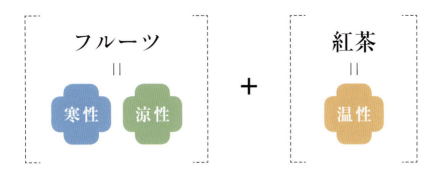

さらに紅茶は、体を温める働きのほかに、さまざまな健康効果があります。紅茶には、カフェイン、タンニンなどが含まれているからです。

1杯分の紅茶に入っているカフェインは微量ですが、眠気防止、気分を高める作用、消化促進などさまざまな効果があります。また、新陳代謝を活性化するので、血行を促進し、利尿作用によって老廃物を排出する効果もあります。

紅茶に含まれるタンニン（渋み）には、カテキン類という成分が含まれています。抗菌作用、風邪予防、動脈硬化の抑制、コレステロールの低下作用、老化防止などに効果があります。カテキンは、風邪やインフルエンザなどのウイルスに対する効果があるといわれ、抽出液でうがいをするだけでも風邪予防に効果的です。

さらに、紅茶は香りにもよい働きがあります。紅茶の香りに含まれるテアニンという成分が、イライラやストレスを鎮める効果があるとされているからです。

「気・血・水」の不足を補い、巡りをよくする

不足したり、つまることで不調につながります。
補い、巡らせることで改善することができます。

漢方では体は「気・血・水」の3要素で構成されていると考えます。これらが関わり合いながら、全身を巡りバランスを保っています。3要素それぞれが充実してバランスが保たれると、心も体も元気に過ごせます。

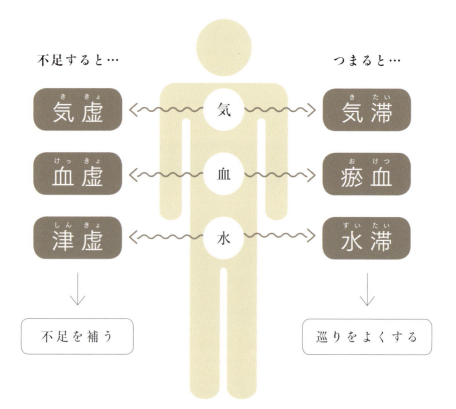

「気」とは、生きる力であり、生命エネルギー、元気の源です。血液循環、新陳代謝を促し、体を温め、ウイルスの侵入を防ぎ、体に取り入れたものを栄養分や老廃物へと変えたりすることができます。「気」が不足した状態になると「気虚（ききょ）」となり、免疫力が弱まることで、疲れやすくなったり、風邪をひきやすくなったり、胃腸が弱り、冷えたりします。「気」がつまった状態になると「気滞（きたい）」となり、ストレスなどから心と体が緊張し続けて「気」の流れが滞り、イライラしたり、落ち込んだり、ため息をついたり、お腹や胸が張ったりしてきます。

「血」とは、全身を巡る栄養と思考の源です。働きとしては、全身に血液などの栄養を巡らせ、精神や心の安定を促します。「血」が不足した状態になると「血虚（けっきょ）」となり、手足の冷え、目のかすみが表われ、肌のハリや髪のつやがなくなります。「血」が滞ると「瘀血（おけつ）」となり、血行不良による、冷え、のぼせ、肩こり、月経痛、シミやそばかすとなって表れます。老廃物などの汚れが、体のあちこちで溜まっている状態です。

「水」とは、「血」以外の液体。臓腑（ぞうふ）、筋肉、髪の毛、皮膚、粘膜などを潤し、汗や尿として老廃物を体外へ排出する働きがあります。「水」が不足した状態になると「津虚（しんきょ）」となり、潤いが不足するため、乾燥肌になり、口の渇き、便秘やころころと固い便などとして表れます。「水」の流れが悪くなると「水滞（すいたい）」となり、水分代謝が悪いために、体内に過剰に水が溜まり濁った状態になり、むくみ、吐き気、だるさなどが出てきます。

「気・血・水」のそれぞれが不足したら補い、つまったら巡らせるようにすることで、体の不調が改善されます。「気・血・水」をバランスよくすることで、未然に病気を防ぐことができます。

タイプに合わせて、体調を整える

気 が不足したり、つまった状態になる

気虚 タイプ

□ 風邪をひきやすい
□ 軟便、下痢をしやすい
□ 寒がり、冷え性
□ 汗をかきやすい

養生の仕方
・気虚タイプに合った
　フルーツin紅茶を飲む
・早寝早起きをして、
　朝食に温かいものを食べる
・ウオーキングなどの軽めの運動をする
・朝日に当たり、陽気をチャージする

気滞 タイプ

□ イライラしやすい
□ お腹が張り、
　ガスが溜まっている
□ 月経前に不調になりやすい
□ 月経周期が乱れやすい

養生の仕方
・気滞タイプに合った
　フルーツin紅茶を飲む
・ストレッチなどで体を伸ばす
・リフレッシュとリラックスを心がける
・いろいろな食材を少しずつ食べる

気になる項目に☑を入れ、
チェックが多いものがあなたのタイプです。
タイプに合ったフルーツin紅茶を選んで、体調を整えましょう。

血 が不足したり、つまった状態になる

血虚 タイプ

□ 目が疲れやすい

□ 不眠、夢をよく見る

□ 髪の毛、肌が乾燥している

□ 月経周期が遅れがち、
　月経量が少ない

養生の仕方

・血虚タイプに合った
　フルーツin紅茶を飲む

・夜ふかしをしないよう心がける

・目を使い過ぎない

・赤や黒い色の食材を食べる

瘀血 タイプ

□ 肩こり、腰痛がある

□ 肌荒れしやすい

□ 月経痛がひどい

□ 冷え、のぼせがある

養生の仕方

・瘀血タイプに合った
　フルーツin紅茶を飲む

・血行をよくして冷やさない

・下半身の運動をして血行をよくする

・首、腰、足首を温めるようにする

タイプに合わせて、体調を整える

水 が不足したり、つまった状態になる

津虚 タイプ

☐ 肌が乾燥しがち
☐ 便秘や水分の少ない、
　ころころした便が出る
☐ 口や喉が乾く
☐ 髪の毛がぱさつく

養 生 の 仕 方

・津虚タイプのフルーツin紅茶を飲む
・小まめに水分補給をする
・刺激物を控える
・汗をかき過ぎないようにする

水滞 タイプ

☐ 体が重く、だるい
☐ むくんでいる
☐ 湿気が多いと不調になる
☐ イボや水疱ができやすい

養 生 の 仕 方

・水滞タイプのフルーツin紅茶を飲む
・体を温めて、冷やさないようにする
・運動をして汗をかく
・水分の摂り過ぎに注意する

PART2
フレッシュフルーツ
in
紅茶

生のフルーツを使って、フルーツin紅茶を作りましょう。
ほのかなフルーツの香りと、紅茶の香り……。
それぞれの効能が溶け合って、
体の調子を整えてくれます

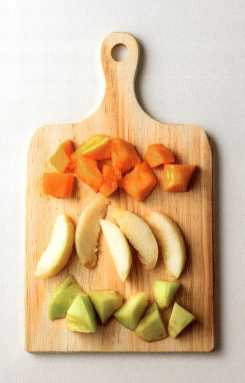

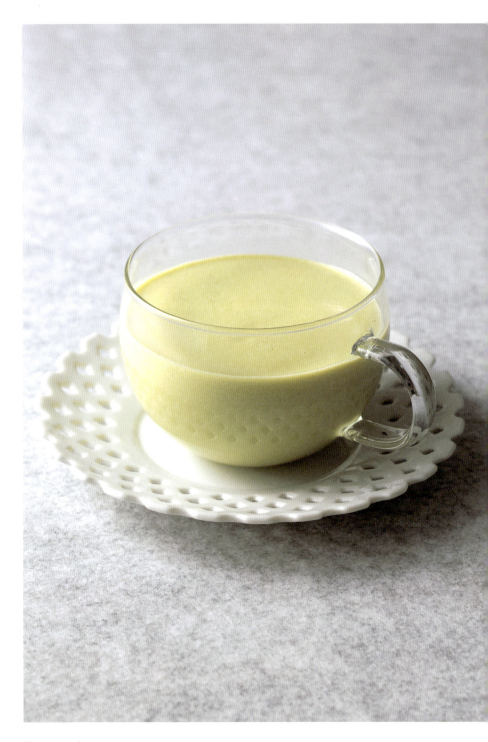

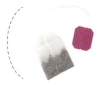

紅茶（ウバ）
紅茶は体を温め、冷え性や肩こりを改善し、精神安定にも効果的です。アボカドはとろりとした食感なのでミキサーにかけ、ウバのミルクティーがおすすめです。

＋

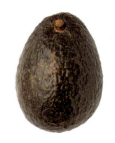

秋によい食材　アボカド

悪玉コレステロールを減らし、気力・体力を回復させる。

アボカドに多く含まれるオレイン酸は、
悪玉コレステロールを減らし、
善玉コレステロールを増やす働きがあります。
さらに、肝機能を向上させ、便通にも効果的です。
アボカドには気を補う効果もあるため、
疲れているときにおすすめ。
新陳代謝が高まり、気力・体力が回復します。

五味
甘　酸　苦　渋　辛

五性
寒　涼　平　温　熱

気・血・水
気虚　気滞　血虚　瘀血　津虚　水滞

🍅 Recipe
アボカドミルク紅茶

材料（1人分）

アボカド ………… 1/4個
牛乳 ………… 80mℓ
熱い紅茶（ウバ）………… 80mℓ

1. アボカドは皮をむいて一口大に切り、牛乳と一緒にミキサーにかける。
2. 1のミキサーにかけたアボカドと牛乳をカップに入れ、熱い紅茶を加えてスプーンで混ぜる。

➤ Memo
とろりとした食感で「森のバター」と呼ばれるアボカド。若返り効果のあるビタミンEが多く含まれ、血行をよくする働きもあります。紅茶にアボカドを使う場合は、甘味をプラスすると飲みやすくなります。

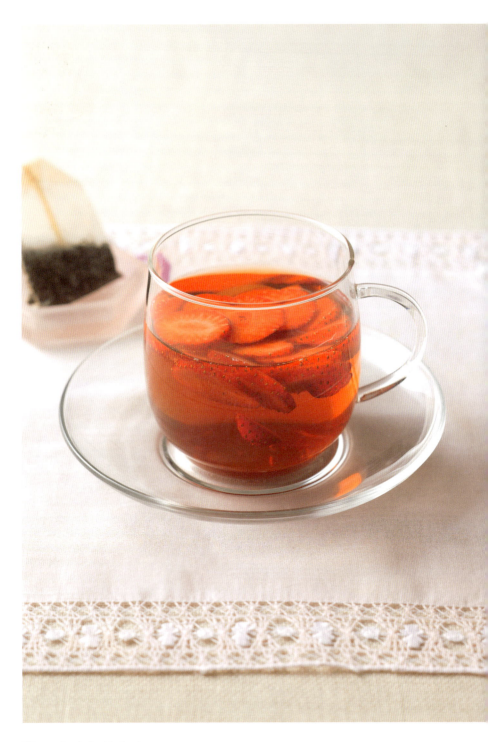

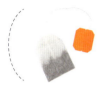

紅茶（ダージリン）
紅茶は体を温め、冷え性や肩こりを改善し、精神安定にも効果的です。いちごは甘酸っぱいので、上品な渋みのダージリンが合います。

＋

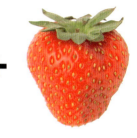

気になるシミや便秘に。
喉の炎症や痛みを和らげる。

いちごにはビタミンCが豊富に含まれ、
肌の抵抗力を高めるパワーがあり、
気になるシミや目元のクマにも効果的です。
また、体の余分な熱を取り、
喉の炎症や痛みを鎮める働きもあります。
食物繊維も豊富に含まれ、消化を高め、
お腹の張りや便秘にも有効です。

♥ Recipe
いちご紅茶

材料（1人分）

いちご ……… 2～3個
ティーバッグ（ダージリン） ……… 1袋
熱湯 ……… 約150mℓ

1 いちごはヘタを取り、3～4mm幅の輪切りにする。

2 カップに、ティーバッグと1のいちごを入れる。熱湯を注ぎ、ふたをして茶葉を蒸らし、1分半～2分たったら、ティーバッグを取り出す。

❦ Memo
いちごの旬は、もともと4月から5月の「春」でしたが、いまは「冬から春」に変わっています。これは、クリスマスケーキに使うために、いちごの需要が高まり、ハウス栽培が増えたことからです。

春によい食材
いちご

五 味
甘 酸
苦
渋 辛

五 性
寒 **涼**
平
温 熱

気・血・水
気虚
気滞
血虚
瘀血
津虚
水滞

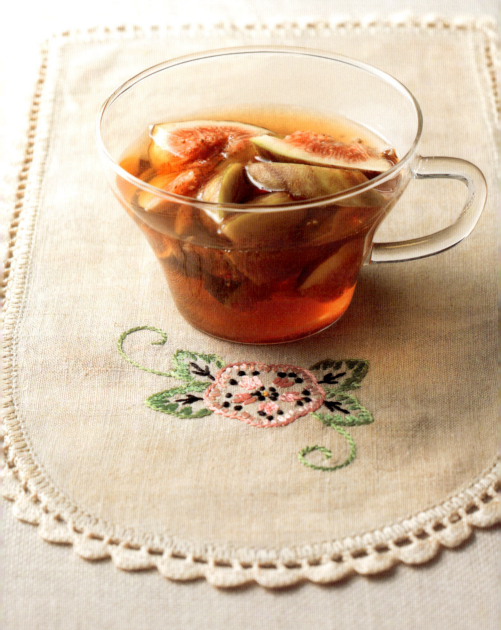

24 *Fresh Fruits Recipe*

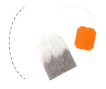

紅茶（ダージリン）

紅茶は体を温め、冷え性や肩こりを改善し、精神安定にも効果的です。いちじくは甘みがあり、繊細な風味なので、上品な渋みのダージリンが合います。

＋

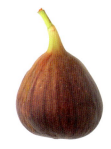

秋によい食材
いちじく

胃腸の働きをよくして便秘解消。
喉の腫れや痛みを鎮める。

いちじくには食物繊維が多く含まれ、
胃腸の働きをよくし、便秘に効果的です。
体の余分な熱を冷ます働きもあり、
喉の炎症を抑え、腫れや痛みを緩和。
古くは「不老不死の果物」といわれ、
痔の特効薬としても珍重されてきました。

五味
甘 / 酸 / 苦 / 渋 / 辛

五性
寒 / 涼 / **平** / 温 / 熱

気・血・水
気虚 / 気滞 / 血虚 / 瘀血 / 津虚 / 水滞

🍵 Recipe
いちじく紅茶

材料（1人分）

いちじく ……… 1/2個
ティーバッグ（ダージリン）……… 1袋
熱湯 ……… 約150mℓ

1 いちじくは皮つきのまま、縦6〜8等分に切り、横2〜3等分の斜め切りにする。

2 カップに、ティーバッグと1のいちじくを入れる。熱湯を注ぎ、ふたをして茶葉を蒸らし、1分半〜2分たったら、ティーバッグを取り出す。

∽ Memo
いちじくにはフィシンという酵素が含まれ、食後に食べると消化を促進し、お酒を飲んだあとに食べると二日酔い防止になるといわれています。

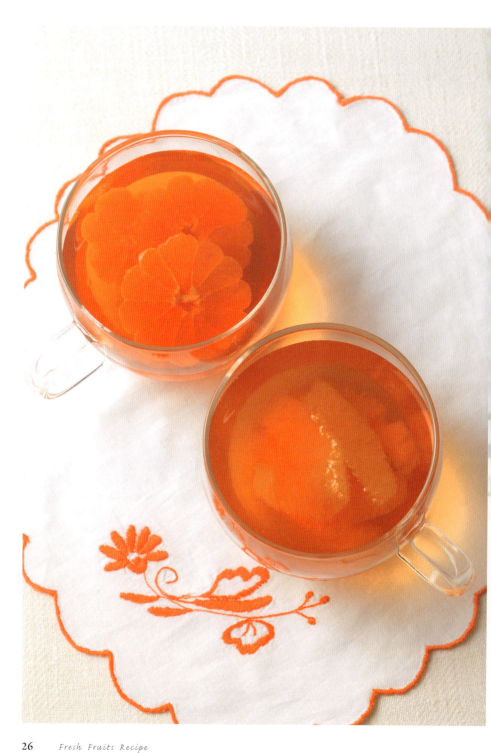

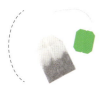

紅茶（セイロン）

紅茶は体を温め、冷え性や肩こりを改善し、精神安定にも効果的です。オレンジやみかんは甘酸っぱいので、ほのかな柑橘系の香りのセイロンがおすすめです。

\+

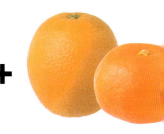

風邪予防、美肌づくりに。
腹部の膨満感にもよい。

オレンジやみかんにはビタミンCが多く含まれ、
免疫力を高める働きがあり、
風邪予防、美肌づくりに有効です。
消化吸収を高めるため、食欲不振のときにおすすめです。
さらに、気の巡りをよくするので、
ストレス解消、腹部の膨満感にも効果があります。

冬によい食材 オレンジ、みかん

五味　甘　酸

五性　涼

気・血・水　気滞

🍵 Recipe
オレンジ紅茶

材料（1人分）

オレンジ ……… 1/3個
ティーバッグ（セイロン）……… 1袋
熱湯 ……… 約150mℓ

1. オレンジは、グレープフルーツ（→ p.96）と同じように、身を取り出す。

2. カップに、ティーバッグと1のみかんを入れる。熱湯を注ぎ、ふたをして茶葉を蒸らし、1分半〜2分たったら、ティーバッグを取り出す。

➤ Memo

薬膳の考え方では、オレンジとみかんは同じ働きがあります。みかん（1/2個）を使う場合は、手で皮をむき、5mm幅の輪切りにしましょう。

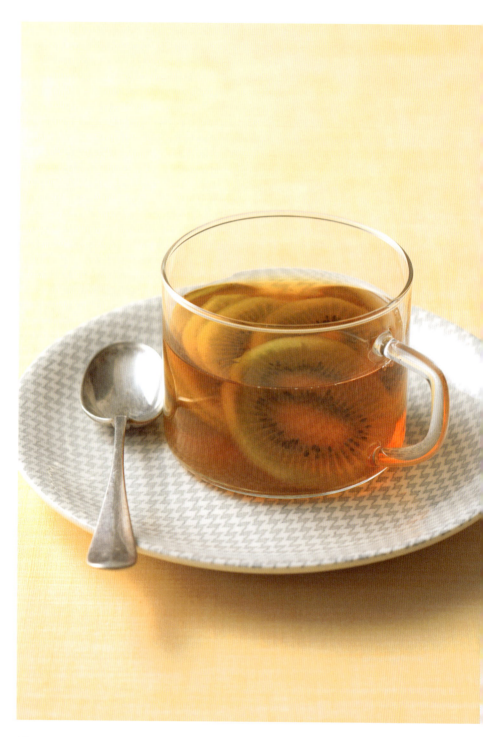

28　Fresh Fruits Recipe

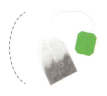
紅茶（セイロン）
紅茶は体を温め、冷え性や肩こりを改善し、精神安定にも効果的です。キウイフルーツは甘酸っぱいので、ほのかな柑橘系の香りのセイロンがおすすめです。

＋

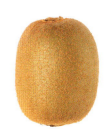

夏によい食材
キウイフルーツ

熱を冷まして喉を潤し、糖尿病によいとされている。

キウイフルーツは、体の余分な熱を冷まし、
喉を潤すため、糖尿病に有効といわれています。
胃を整える働きがあり、
食欲不振のときによいでしょう。
ほどよい酸味があるため、
イライラしたときの胸のつかえに効果があります。

♨ Recipe
キウイフルーツ紅茶

材料（1人分）

キウイフルーツ ……… 1/2個
ティーバッグ（セイロン） ……… 1袋
熱湯 ……… 約150㎖

1. キウイフルーツは包丁で皮をむき、3～4㎜幅の輪切りにする。
2. カップに、ティーバッグと1のキウイフルーツを入れる。熱湯を注ぎ、ふたをして茶葉を蒸らし、1分半～2分たったら、ティーバッグを取り出す。

☕ Memo
キウイフルーツにはアクチニジンというタンパク質分解酵素が含まれ、肉や魚の消化を助ける働きがあります。また、黄色い果肉のゴールドキウイは甘みが強く、ビタミンC・Eを多く含みます。

五 味
甘 酸
苦
渋 辛

五 性

寒 涼
平
温 熱

気・血・水
気虚

気滞
血虚
瘀血

津虚
水滞

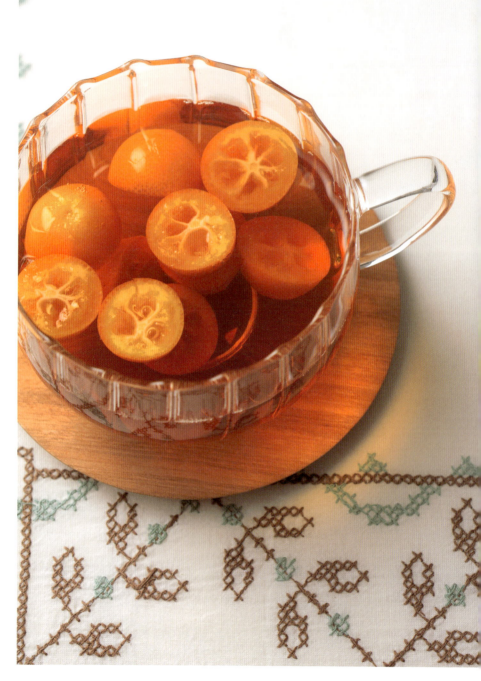

30　Fresh Fruits Recipe

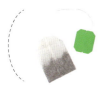

紅茶(セイロン)
紅茶は体を温め、冷え性や肩こりを改善し、精神安定にも効果的です。きんかんは甘酸っぱく、辛みもあるので、ほのかな柑橘系の香りのセイロンがおすすめです。

＋

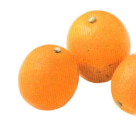

咳止めとして古くから利用。
爽快な香りが二日酔いにも。

きんかんには体を温める働きがあり、
はちみつ漬けや甘煮にして、
古くから咳止めとして利用されてきました。
柑橘系のさわやかな香りは、
鬱々した気分を解消する効果があり、
二日酔いにもよいとされています。

秋によい食材 きんかん

五 味
甘 / 酸 / (苦) / (渋) / 辛

五 性
(寒) / (涼) / (平) / 温 / (熱)

気・血・水
(気虚)
気滞
(血虚)
瘀血
(津虚)
水滞

♥ Recipe
きんかん紅茶

材料（1人分）

きんかん ……… 4〜5個
ティーバッグ(セイロン) ……… 1袋
熱湯 ……… 約150㎖

1 きんかんは皮つきのまま、横半分に切る。

2 カップに、ティーバッグと1のきんかんを入れる。熱湯を注ぎ、ふたをして茶葉を蒸らし、1分半〜2分たったら、ティーバッグを取り出す。

⇒ Memo
柑橘類の皮には、ヘスペリジン（ビタミンP）が多く含まれています。コレステロール値の改善や血管の強化などにも効果的。皮つきのまま食べられるきんかんは、ヘスペリジン摂取に最適です。

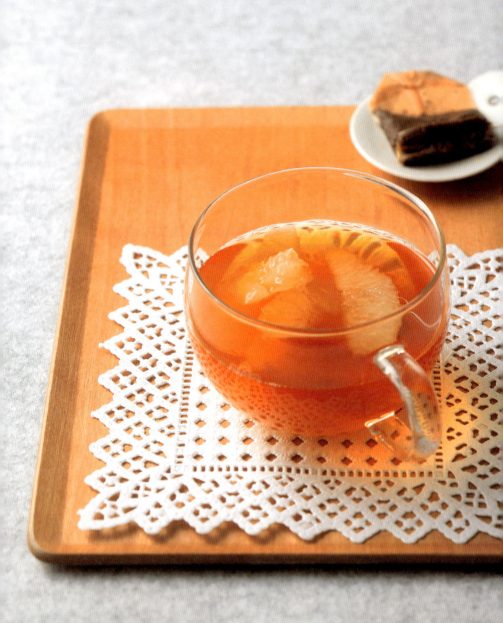

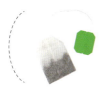

紅茶（セイロン）
紅茶は体を温め、冷え性や肩こりを改善し、精神安定にも効果的です。グレープフルーツは甘酸っぱいので、ほのかな柑橘系の香りのセイロンがおすすめです。

+

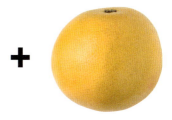

春によい食材
グレープフルーツ

だるさや疲れを癒し、胃の不快感を緩和する。

グレープフルーツには、
ビタミンCとクエン酸が豊富に含まれ、
だるさや疲れを癒す働きがあります。
爽やかな香りがあり、気の巡りをよくして、
胃が重いときや痛いときなどに有効です。
解毒の働きもあるので、
二日酔いのときにも効果があります。

● Recipe
グレープフルーツ紅茶

材料（1人分）

グレープフルーツ ……… 1/4個
ティーバッグ（セイロン） ……… 1袋
熱湯 ……… 約150ml

1 グレープフルーツは身を取り出す（→ p.96）。

2 カップに、ティーバッグと1のグレープフルーツを入れる。熱湯を注ぎ、ふたをして茶葉を蒸らし、1分半〜2分たったら、ティーバッグを取り出す。

● Memo
グレープフルーツには、果肉が白いホワイトと、果肉が赤いルビーがあります。ルビーには、βカロテンとリコピンが含まれているため栄養価が高く、美肌づくりにも向いています。

五 味
甘 / 酸 / (苦) / (渋) / (辛)

五 性
寒 / (涼) / (平) / (温) / (熱)

気・血・水
(気虚)
気滞
(血虚)
(瘀血)
(津虚)
(水滞)

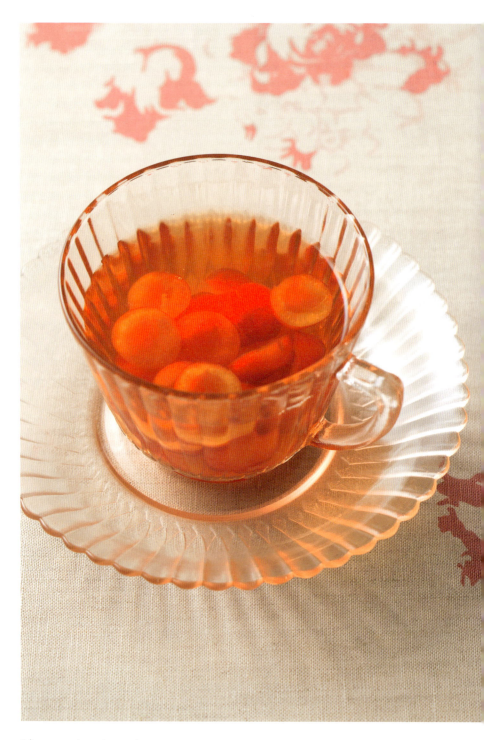

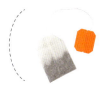

紅茶(ダージリン)

紅茶は体を温め、冷え性や肩こりを改善し、精神安定にも効果的です。さくらんぼは甘く、繊細な風味なので、上品な渋みのダージリンが合います。

+

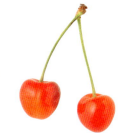

むくみや関節・筋肉の痛みに。シミ・シワの対策にもなる。

さくらんぼは、湿度の高いときに起こりがちな、むくみや関節・筋肉の痛みに有効です。消化吸収を高める働きがあるので、食欲不振のときにおすすめです。体を温めて新陳代謝を高めるため、シミやシワ対策など、美肌効果があります。

梅雨によい食材 さくらんぼ

五味
甘 / 酸 / 苦 / 渋 / 辛

五性
寒 / 涼 / 平 / 温 / 熱

気・血・水
気虚 / 気滞 / 血虚 / 瘀血 / 津虚 / 水滞

🍒 Recipe
さくらんぼ紅茶

材料(1人分)

さくらんぼ ……… 6〜7粒
ティーバッグ(ダージリン) ……… 1袋
熱湯 ……… 約150ml

1. さくらんぼは柄を取って縦半分に切り、種を取り除く。
2. カップに、ティーバッグと1のさくらんぼを入れる。熱湯を注ぎ、ふたをして茶葉を蒸らし、1分半〜2分たったら、ティーバッグを取り出す。

↝ Memo
さくらんぼには、ブドウ糖が多く含まれ、体の中に入るとすぐにエネルギーに変わります。鉄分も多く含まれ、貧血にも効果的です。

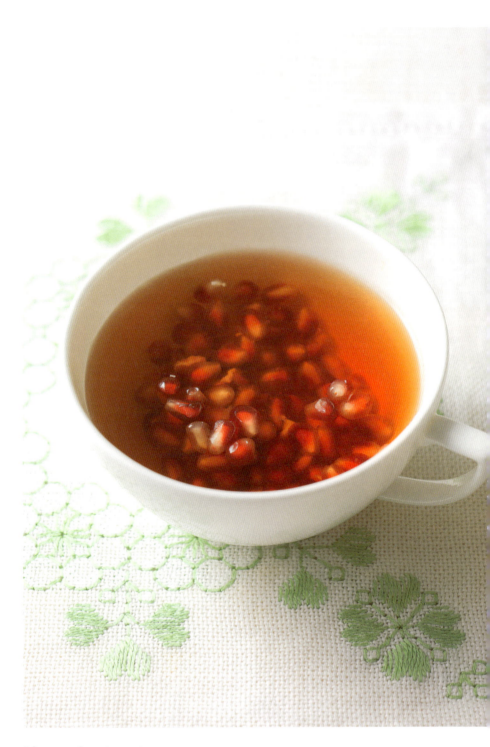

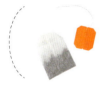
紅茶（ダージリン）
紅茶は体を温め、冷え性や肩こりを改善し、精神安定にも効果的です。ざくろは甘酸っぱく、渋みもあるので、上品な渋みのダージリンが合います。

＋

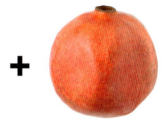

秋によい食材
ざくろ

咳や慢性気管支炎に。
更年期障害の改善になる。

ざくろは古くから薬用として重用されています。
肺の機能を高める働きがあり、
咳や慢性気管支炎に効果があり、
喉の炎症や声のかすれにも有効です。
種の部分にはエストロゲンが含まれ、
更年期の不調にも有効とされています。

五 味

甘 酸
苦
渋 辛

❋ Recipe
ざくろ紅茶

材料（1人分）

ざくろ ………… 約1/8個(50g)
ティーバッグ（ダージリン） ………… 1袋
熱湯 ………… 約150mℓ

1 ざくろは種と果肉をスプーンですくう。

2 カップに、ティーバッグと1のざくろを入れる。熱湯を注ぎ、ふたをして茶葉を蒸らし、1分半〜2分たったら、ティーバッグを取り出す。

❋ Memo
ざくろは国産のものはほとんどなく、主にアメリカ産やイラン産のものが流通しています。国産に比べてサイズが大きく、甘みが強くて酸味が少ないのが特徴です。

五 性

寒 涼
平
温 熱

気・血・水

気虚
気滞
血虚
瘀血
津虚
水滞

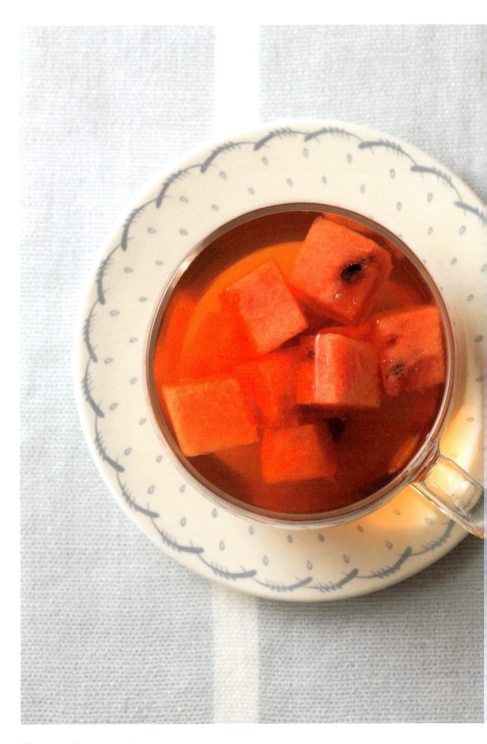

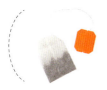

紅茶（ダージリン）
紅茶は体を温め、冷え性や肩こりを改善し、精神安定にも効果的です。すいかは甘いので、上品な渋みのダージリンが合います。

+

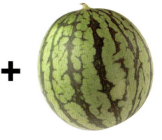

夏によい食材
すいか

暑気あたりや熱中症予防に。
むくみや排尿異常にもよい。

すいかは、喉の渇きや発熱後の水分補給になり、
体の余分な熱を冷ましてくれます。
特に高温多湿の夏には、
暑気あたり（夏バテ）や、熱中症予防にも。
利尿作用もあるので、むくみや排尿異常にも有効です。
薬膳料理では白い部分も用います。

五味
甘／酸／苦／渋／辛

五性
寒／涼／平／温／熱

気・血・水
気虚／気滞／血虚／瘀血／津虚／水滞

● Recipe
すいか紅茶

材料（1人分）
すいか（小玉） ……… 約1/12個（60g）
ティーバッグ（ダージリン） ……… 1袋
熱湯 ……… 約150ml

1. すいかは一口大に切る（→ p.99）。

2. カップに、ティーバッグと1のすいかを入れる。熱湯を注ぎ、ふたをして茶葉を蒸らし、1分半～2分たったら、ティーバッグを取り出す。

● Memo
赤いすいかにはリコピンが豊富に含まれていますが、黄色いすいかには含まれていません。しかし、黄色いすいかにはキサントフィルが含まれています。どちらも抗酸化作用があり、生活習慣病を予防する働きがあります。

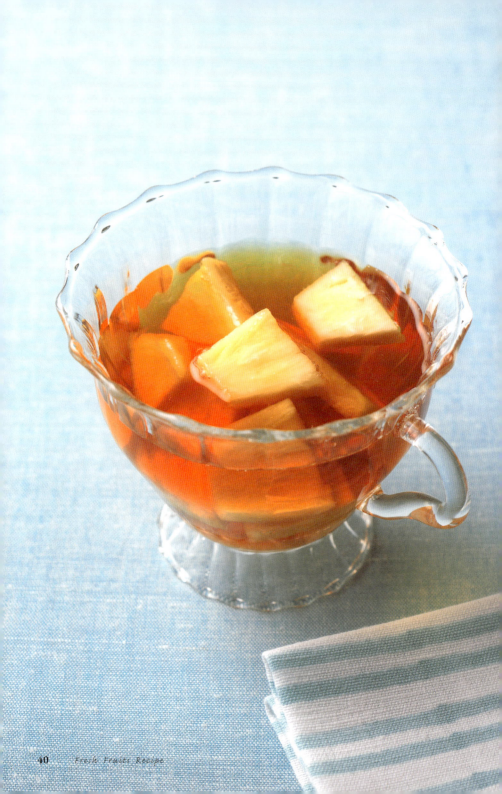

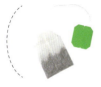

紅茶（セイロン）

紅茶は体を温め、冷え性や肩こりを改善し、精神安定にも効果的です。パイナップルは甘酸っぱいので、ほのかな柑橘系の香りのセイロンがおすすめです。

＋

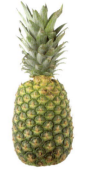

夏によい食材
パイナップル

暑気あたりや疲労回復に。
むくみや二日酔いにもよい。

パイナップルには、ビタミンB1が豊富に含まれ、
暑気あたり（夏バテ）や疲労回復に有効です。
食べ過ぎや飲み過ぎによる
消化不良や、下痢、便秘にも効果的。
利尿作用もあるので、
むくみや二日酔いの改善にもつながります。

五 味

甘　酸
苦
渋　辛

五 性

寒　涼
平
温　熱

気・血・水

気虚
気滞
血虚
瘀血
津虚
水滞

● Recipe
パイナップル紅茶

材料（1人分）

パイナップル ……… 約1/10個（65g）
ティーバッグ（セイロン） ……… 1袋
熱湯 ……… 約150㎖

1 パイナップルは一口大に切る（→ p.100）。

2 カップに、ティーバッグと1のパイナップルを入れる。熱湯を注ぎ、ふたをして茶葉を蒸らし、1分半～2分たったら、ティーバッグを取り出す。

●◦ Memo

パイナップルには、ブロメラインというタンパク質分解酵素が含まれ、肉などを柔らかくする効果が。食後に食べると消化吸収が高まり、胃もたれなどを予防することができます。

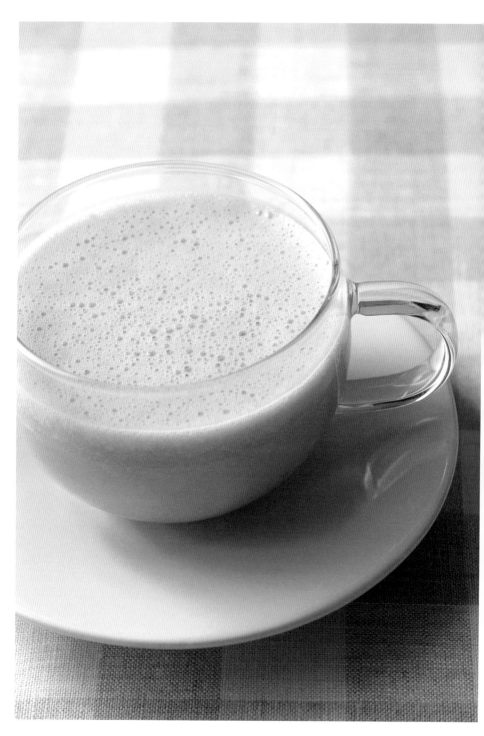

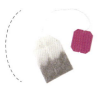

紅茶（ウバ）

紅茶は体を温め、冷え性や肩こりを改善し、精神安定にも効果的です。バナナはとろりとした食感なのでミキサーにかけます。ウバのミルクティーがおすすめです。

＋

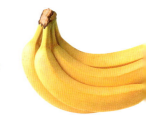

梅雨によい食材 バナナ

空咳や便秘を解消。
二日酔い予防にもなる。

バナナは肺や腸を潤す働きがあり、
慢性の空咳（からぜき）や便秘の解消に効果的です。
体の余分な熱を冷ます働きがあり、
二日酔いの予防にもなります。
ただし、食べ過ぎは禁物。
体が冷えてしまい、代謝が悪くなります。

五味
甘 / 酸 / 苦 / 渋 / 辛

五性
寒 / 涼 / 平 / 温 / 熱

気・血・水
気虚 / 気滞 / 血虚 / 瘀血 / **津虚** / 水滞

🍵 Recipe
バナナミルク紅茶

材料（1人分）

バナナ ……… 1/2本
牛乳 ……… 80mℓ
熱い紅茶（ウバ）……… 80mℓ

1 バナナは皮をむいて一口大に切り、牛乳と一緒にミキサーにかける。

2 1のミキサーにかけたバナナと牛乳をカップに入れ、熱い紅茶を加え、スプーンで混ぜる。

📝 Memo
薬膳の考え方では、バナナヨーグルトや、バナナシェイクは冷えが気になる人には要注意の組み合わせ。バナナ「寒性」＋冷蔵庫で冷やしたヨーグルト・牛乳では体が冷え過ぎて、代謝が悪くなります。

43

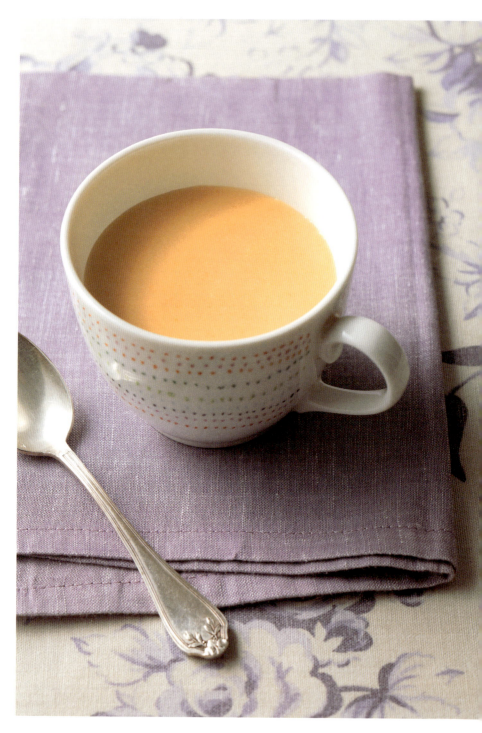

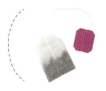

紅茶（ウバ）
紅茶は体を温め、冷え性や肩こりを改善し、精神安定にも効果的です。パパイヤはとろりとした食感なのでミキサーにかけます。ウバのミルクティーがおすすめです。

＋

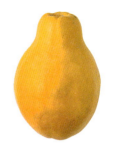

夏によい食材
パパイヤ

五味
甘 / 酸 / 苦 / 渋 / 辛

五性
寒 / 涼 / 平 / 温 / 熱

気・血・水
気虚 / 気滞 / 血虚 / 瘀血 / 津虚 / 水滞

食べ過ぎ・飲み過ぎに。
便秘解消にもなる。

パパイヤには消化を助ける働きがあり、
食べ過ぎによる消化不良や、
お酒の飲み過ぎに有効です。
食物繊維も多く含まれ、便秘解消にも効果的。
古くは民間療法として、母乳の出をよくしたり、
虫下し（寄生虫の駆除）などにも用いられてきました。

♥ Recipe
パパイヤミルク紅茶

材料（1人分）

パパイヤ ………… 約1/8個（70g）
牛乳 ………… 80㎖
熱い紅茶（ウバ）………… 80㎖

1　パパイヤは一口大に切り（→ p.103）、牛乳と一緒にミキサーにかける。

2　1のミキサーにかけたパパイヤと牛乳をカップに入れ、熱い紅茶を加え、スプーンで混ぜる。

❖ Memo
未成熟な果実には、パパインというタンパク質分解酵素が含まれ、肉料理と一緒に食べると消化吸収がアップします。脂肪や糖質を分解するという説も。なお、熟するとともに、パパインは減少していきます。

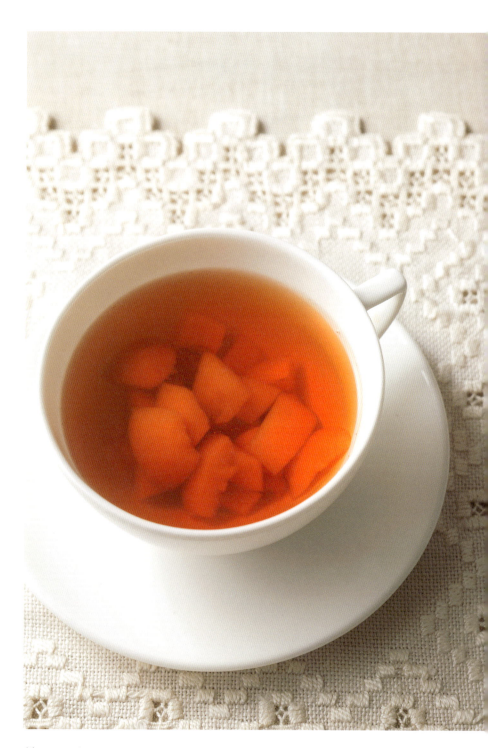

46 *Fresh Fruits Recipe*

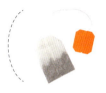

紅茶（ダージリン）

紅茶は体を温め、冷え性や肩こりを改善し、精神安定にも効果的です。びわは甘みが強く、繊細な風味なので、上品な渋みのダージリンが合います。

+

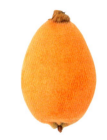

びわ
梅雨によい食材

疲労回復、胃もたれに。
イライラ、のぼせにもよい。

びわの葉（枇杷葉）は、
古くから咳・痰止めなどに用いられています。
びわの果実は、疲れたときや胃もたれに効果的。
さらに、気が滞ったときに起こる、
イライラやのぼせに有効です。
水分代謝をよくするため、
便秘や下痢の解消にもなります。

🍓 Recipe
びわ紅茶

材料（1人分）

びわ（小） ……… 2個
ティーバッグ（ダージリン） ……… 1袋
熱湯 ……… 約150mℓ

1 びわは一口大に切る（→ p.101）。

2 カップに、ティーバッグと1のびわを入れる。熱湯を注ぎ、ふたをして茶葉を蒸らし、1分半〜2分たったら、ティーバッグを取り出す。

↪ Memo
びわはβカロテンやポリフェノールが豊富で、美肌に効果的です。皮をむいて少したって褐色に変色すると、ポリフェノールが減ります。皮をむいたら、すぐに食べるのがおすすめです。

五 味
甘　酸
苦
渋　辛

五 性
寒　涼
平
温　熱

気・血・水
気虚
気滞
血虚
瘀血
津虚
水滞

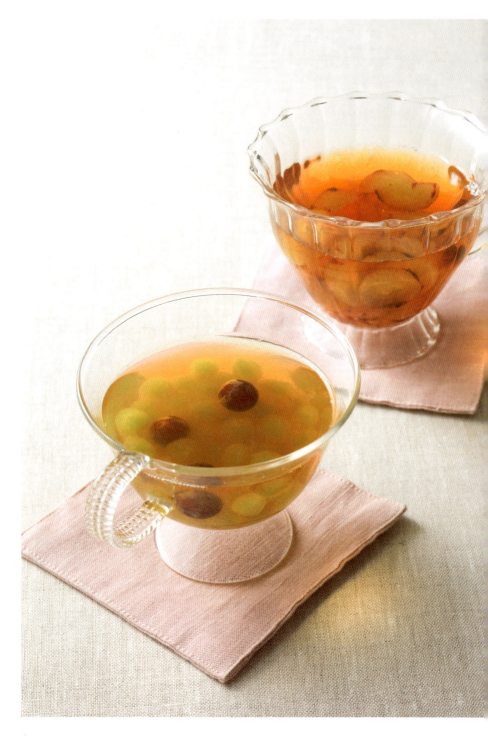

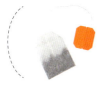

紅茶(ダージリン)
紅茶は体を温め、冷え性や肩こりを改善し、精神安定にも効果的です。ぶどうは甘酸っぱく繊細な風味なので、上品な渋みのダージリンが合います。

＋

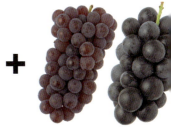

疲労回復に即効性あり。
むくみ解消・排尿異常にもよい。

ぶどうは「気」「血」を補って、
すばやくエネルギーに変わるため、
疲労回復に即効性があります。
肺を潤すため、喉の渇きにも有効です。
さらに、腎の機能を高めて、
むくみ解消・排尿異常にも用いられます。

秋によい食材 ぶどう

五味
甘 酸
(苦) (渋) (辛)

五性
(寒) (涼)
平
(温) (熱)

気・血・水
気虚
気滞
血虚
瘀血
津虚
水滞

● Recipe
ぶどう紅茶

材料(1人分)

ぶどう(デラウェア) ……… 約1/4房(60g)
ティーバッグ(ダージリン) ……… 1袋
熱湯 ……… 約150mℓ

1 ぶどうは皮から身を出す。2〜3粒は皮つきのままにする。

2 カップに、ティーバッグと1のぶどうを入れる。熱湯を注ぎ、ふたをして茶葉を蒸らし、1分半〜2分たったら、ティーバッグを取り出す。

● Memo
薬膳の考え方では、紫色系のデラウェアと巨峰、緑色系のマスカットは、同じ働きがあります。大きい粒の巨峰(4〜5粒)などを使う場合は、皮から身を出して縦半分に切り、2〜3個のくし形に切りましょう。

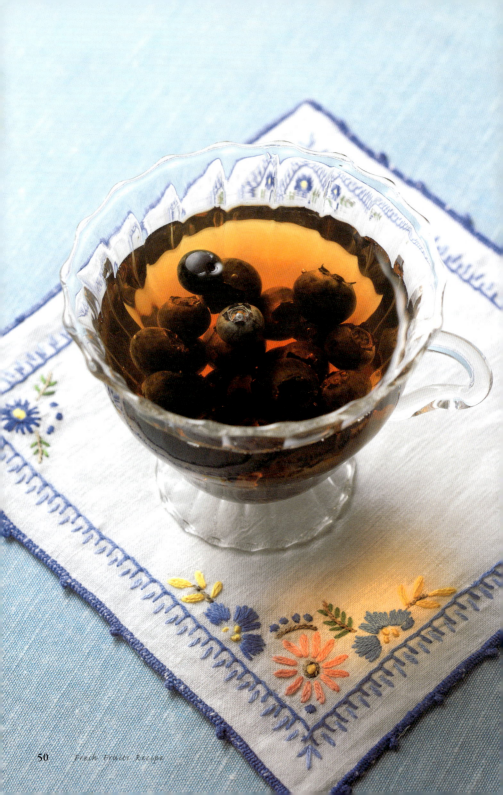

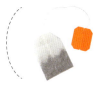

紅茶(ダージリン)
紅茶は体を温め、冷え性や肩こりを改善し、精神安定にも効果的です。ブルーベリーは甘酸っぱく、繊細な風味なので、上品な渋みのダージリンが合います。

+

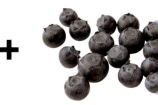

夏によい食材
ブルーベリー

眼精疲労やドライアイに。
気力・体力の回復にもよい。

ブルーベリーは、血の巡りをよくする働きがあります。目の乾きを潤し、充血を和らげるため、パソコンの使い過ぎなどによって起こる、眼精疲労やドライアイに効果的です。
さらに、気力・体力の回復、老化防止にも有効です。

五 味
甘 酸
苦
鹹 辛

五 性
寒 涼
平
温 熱

気・血・水
気虚
気滞
血虚
瘀血
津虚
水滞

🍵 *Recipe*
ブルーベリー紅茶

材料(1人分)

ブルーベリー ……… 60g
ティーバッグ(ダージリン) ……… 1袋
熱湯 ……… 約150mℓ

1 ブルーベリーはボウルに入れ、水でさっと洗う。

2 カップに、ティーバッグと1のブルーベリーを入れる。熱湯を注ぎ、ふたをして茶葉を蒸らし、1分半〜2分たったら、ティーバッグを取り出す。

➡ *Memo*
ブルーベリーに豊富に含まれるアントシアニンは、ポリフェノールの一種。目の網膜の再合成を促す効果があり、目の疲労回復や視力向上にも役立つとされています。

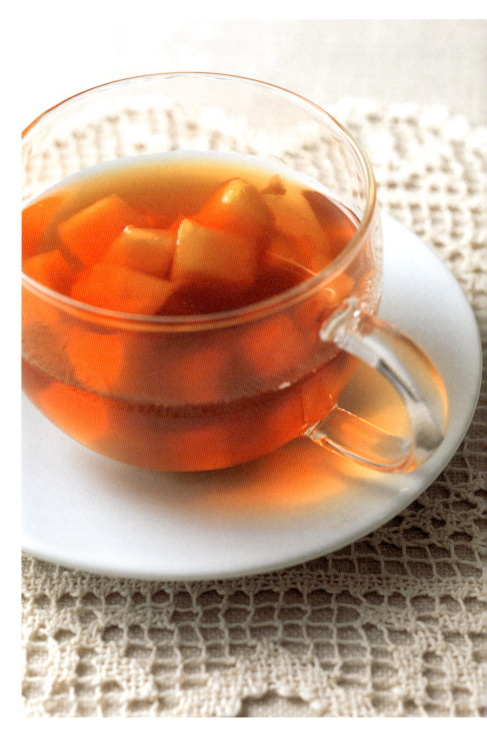

52 *Fresh Fruits Recipe*

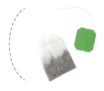

紅茶（セイロン）

紅茶は体を温め、冷え性や肩こりを改善し、精神安定にも効果的です。マンゴーは甘みが強く、酸味もあるので、ほのかな柑橘系の香りのセイロンがおすすめです。

＋

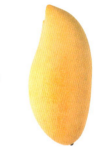

夏によい食材　マンゴー

暑さによる喉の渇きを潤し、尿量減少対策にもなる。

マンゴーは、暑さによる熱を冷まし、
喉の渇きを潤す働きがあります。
胃腸の調子を整え、吐き気の緩和にも効果的。
利尿作用もあるので、
夏の尿量減少対策にも有効です。
マンゴーはウルシ科の植物なので、
アレルギー体質の人は注意が必要です。

五味

甘・酸

五性

涼

気・血・水

津虚

🍓 Recipe

マンゴー紅茶

材料（1人分）

マンゴー ………… 約1/4個（60g）
ティーバッグ（セイロン） ………… 1袋
熱湯 ………… 約150mℓ

1 マンゴーは一口大に切る（→ p.102）。

2 カップに、ティーバッグと 1 のマンゴーを入れる。熱湯を注ぎ、ふたをして茶葉を蒸らし、1分半～2分たったら、ティーバッグを取り出す。

↝ Memo

外国産の黄色系のペリカンマンゴーは通年出回っていますが、国内産で赤色系のアップルマンゴーは 6 ～ 7 月が旬です。どちらもカロリー高めなので、生のものは 1 日 100g 程度、ドライのものは 1 日 2 ～ 3 枚が適量です。

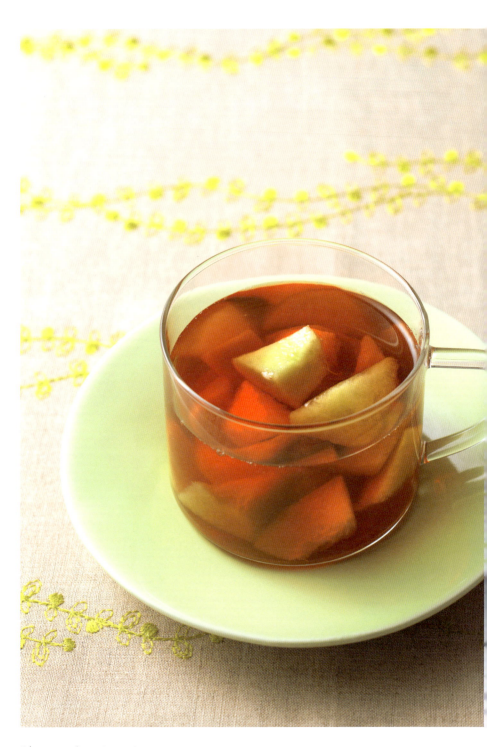

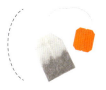

紅茶（ダージリン）
紅茶は体を温め、冷え性や肩こりを改善し、精神安定にも効果的です。メロンは甘みが強く、繊細な風味なので、上品な渋みのダージリンが合います。

＋

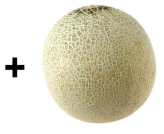

夏によい食材
メロン

暑さによる喉の渇きを潤し、むくみ解消にもなる。

メロンは、暑さによる熱を冷まし、
喉の渇きを潤す働きがあり、
のぼせや口内炎などに有効です。
また、夏の暑さでイライラしたときも、
すっきりした気分になる働きがあります。
利尿効果があるので、むくみ解消にも効果的です。

五味
甘／酸／苦／渋／辛

五性
寒／涼／平／温／熱

気・血・水
気虚／気滞／血虚／瘀血／津虚／水滞

🍓 Recipe
メロン紅茶

材料（1人分）

メロン ……… 約1/10個（60g）
ティーバッグ（ダージリン） ……… 1袋
熱湯 ……… 約150mℓ

1 メロンは一口大に切る（→ p.98）。

2 カップに、ティーバッグと1のメロンを入れる。熱湯を注ぎ、ふたをして茶葉を蒸らし、1分半〜2分たったら、ティーバッグを取り出す。

⚡ Memo
メロンは大きく分けて、果肉が青系のものと、果肉が赤系のものがあります。果肉が青系のものに比べ、赤系のものはβカロテンが多く含まれているため、栄養価が高く、美肌づくりにも効果的です。

55

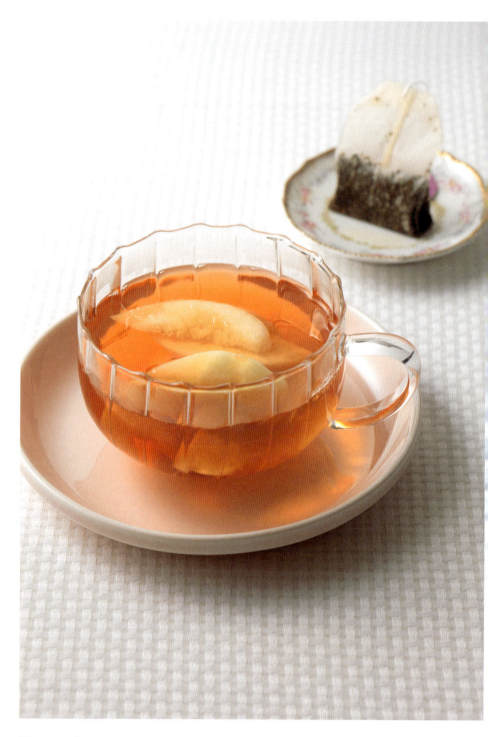

56   *Fresh Fruits Recipe*

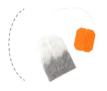

紅茶（ダージリン）
紅茶は体を温め、冷え性や肩こりを改善し、精神安定にも効果的です。ももは甘みが強く、ほのかな酸味もあるので、上品な渋みのダージリンが合います。

＋

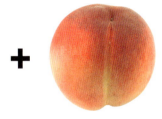

便秘解消、美肌効果、疲労や暑気あたりにもよい。

ももは生薬として、葉や種が用いられてきました。
果肉には食物繊維が多く含まれ、
整腸作用があり、便秘解消にも効果的です。
体を温めて血行をよくし、体を潤す働きもあり、
美肌効果が期待できます。
「気」「血」を補うため、
疲労回復や暑気あたり（夏バテ）にも有効です。

◆ Recipe
もも紅茶

材料（1人分）

もも ……… 1/3個
ティーバッグ（ダージリン） ……… 1袋
熱湯 ……… 約150ml

1 ももはくし形に切る（→ p.97）。

2 カップに、ティーバッグと1のももを入れる。熱湯を注ぎ、ふたをして茶葉を蒸らし、1分半～2分たったら、ティーバッグを取り出す。

◆ Memo
白桃は甘くてジューシーで生食用、黄桃はあっさりした甘みで果肉が固いため缶詰用とされます。黄桃にはカロテンが多く含まれ、白桃にはカテキンやポリフェノールが含まれ、どちらも抗酸化作用が期待できます。

もも 夏によい食材

五味
甘 酸
苦 渋 辛

五性
寒 涼 平 温 熱

気・血・水
気虚
気滞
血虚
瘀血
津虚
水滞

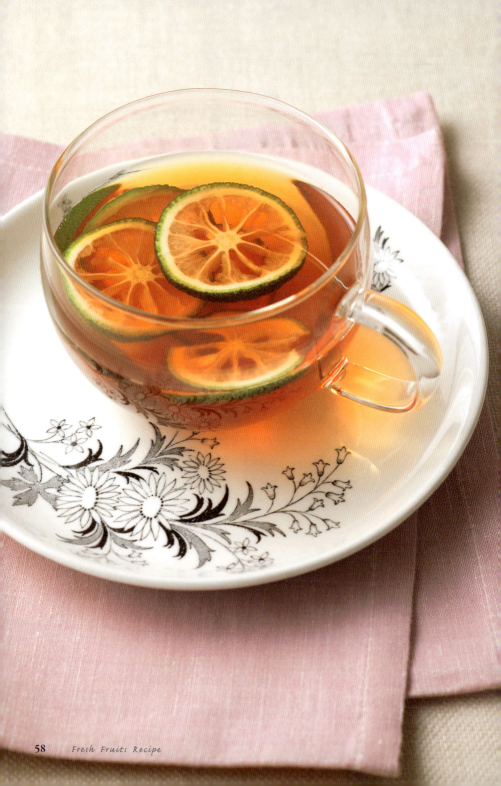

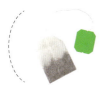

紅茶（セイロン）
紅茶は体を温め、冷え性や肩こりを改善し、精神安定にも効果的です。ゆずは甘酸っぱいので、ほのかな柑橘系の香りのセイロンがおすすめです。

＋

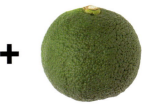

食欲不振を改善し、酒の酔いをさます。

ゆずは、気の巡りをよくしてくれます。
胃の不快感を緩和し、
<u>食欲不振を改善して</u>、
<u>咳・痰止めにも効果的です。</u>
さらに、お酒を飲んだときには、
<u>酔いをさます働きがあります。</u>

ゆず — 冬によい食材

五味: 甘、酸

五性: 涼

気・血・水: 気滞

♨ Recipe
ゆず紅茶

材料（1人分）

ゆず ……… 3〜4枚（2〜3mm幅の輪切り）
ティーバッグ（セイロン） ……… 1袋
熱湯 ……… 約150ml

1. ゆずの種は取る。
2. カップに、ティーバッグと1のゆずを入れる。熱湯を注ぎ、ふたをして茶葉を蒸らし、1分半〜2分たったら、ティーバッグを取り出す。

Memo
青ゆずは夏、黄ゆずは秋から冬が旬。青ゆずは「ゆずこしょう」に使われています。ゆずの果肉は、クエン酸とりんご酸が豊富で、乳酸（疲労物質）を分解して疲労回復、胃液の分泌を促す整腸作用があります。

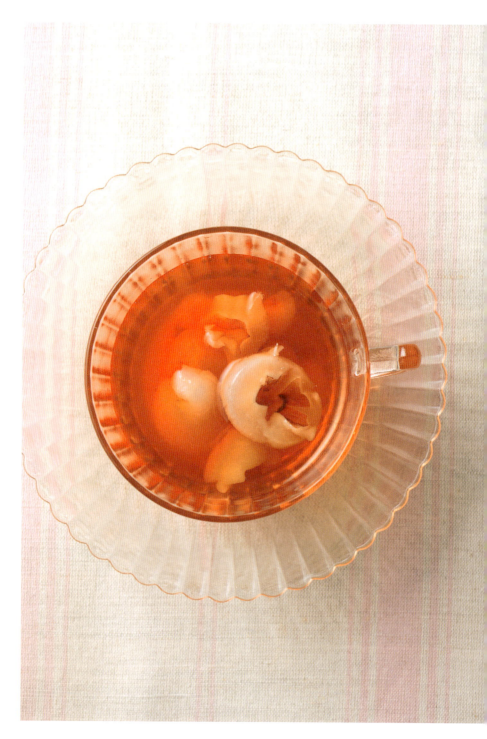

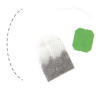

紅茶（セイロン）
紅茶は体を温め、冷え性や肩こりを改善し、精神安定にも効果的です。ライチは甘みが強く、酸味もあるので、ほのかな柑橘系の香りのセイロンがおすすめです。

＋

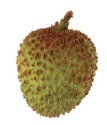

春によい食材
ライチ

肌や髪に潤いを与え、イライラ解消にもなる。

ライチは血を補い、体を温める働きがあります。肌や髪に潤いを与え、慢性の下痢や食欲不振にも有効です。気を巡らせる働きもあるため、イライラ解消にもつながります。虚弱体質、病後、お年寄りに、特におすすめのフルーツです。

五味
甘・酸（苦・渋・辛）

五性
（寒・涼・平）温（熱）

気・血・水
気虚 / **気滞** / **血虚** / 瘀血 / 津虚 / 水滞

♥ Recipe
ライチ紅茶

材料（1人分）

ライチ ……… 2～3粒
ティーバッグ（セイロン） ……… 1袋
熱湯 ……… 約150㎖

1. ライチは包丁で皮をむき、縦半分に切って、種を取り除く。
2. カップに、ティーバッグと1のライチを入れる。熱湯を注ぎ、ふたをして茶葉を蒸らし、1分半～2分たったら、ティーバッグを取り出す。

∞ Memo
楊貴妃が愛したと伝えられるライチは、ビタミンCが多く含まれ、美容効果が期待できます。さらに葉酸も豊富で、赤血球やヘモグロビンの合成を促進するとされています。

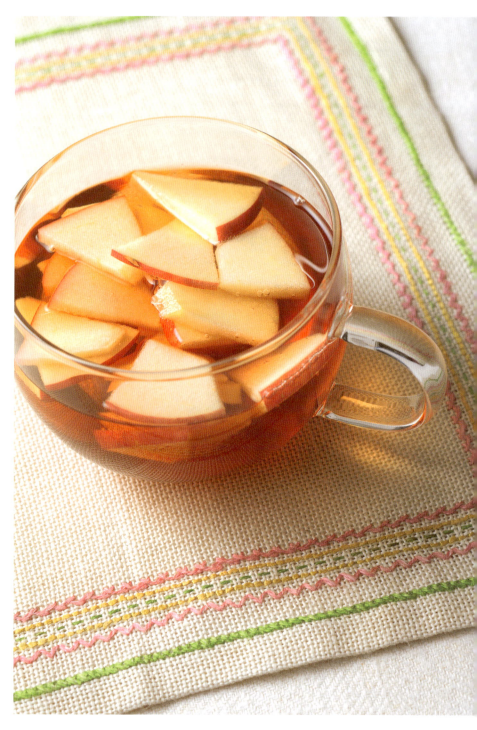

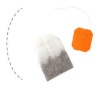

紅茶（ダージリン）
紅茶は体を温め、冷え性や肩こりを改善し、精神安定にも効果的です。りんごは甘みと酸味があるので、上品な渋みのダージリンが合います。

+

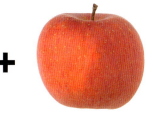

秋によい食材 りんご

口の渇きや二日酔いに。
胃腸を整え、消化を助ける。

りんごは体にたまった熱を冷まして潤す働きがあり、口の渇きを潤し、二日酔いにも効果的です。
体を冷やす作用があるため、
体を温めるシナモンを合わせることが多いです。
胃腸の調子を整え、
元気を取り戻す働きもあります。

五味
甘　酸
（苦　渋　辛）

五性
（寒）　涼
（平）
（温　熱）

気・血・水
気虚
気滞
血虚
瘀血
津虚
水滞

☕ Recipe
りんご紅茶

材料（1人分）

りんご ……… 約1/6個（50g）
ティーバッグ（ダージリン） ……… 1袋
熱湯 ……… 約150㎖

1. りんごは皮つきのまま、包丁で芯を取り除き、薄いいちょう切りにする。
2. カップに、ティーバッグと1のりんごを入れる。熱湯を注ぎ、ふたをして茶葉を蒸らし、1分半〜2分たったら、ティーバッグを取り出す。

☕ Memo
りんごの皮にはポリフェノールが豊富で、活性酸素が除去され、光老化の抑制効果が期待できます。さらに皮に含まれるペクチンには、整腸作用もあります。りんごを食べるときは、皮つきがおすすめです。

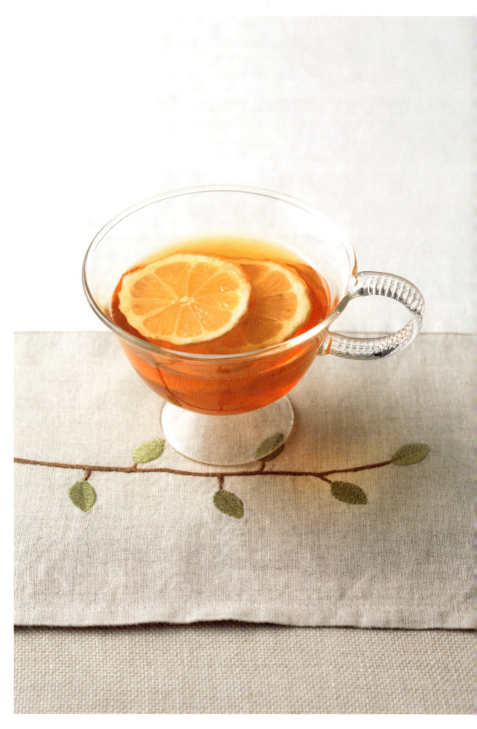

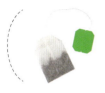

紅茶（セイロン）
紅茶は体を温め、冷え性や肩こりを改善し、精神安定にも効果的です。レモンは酸味が強いので、ほのかな柑橘系の香りのセイロンがおすすめです。

＋

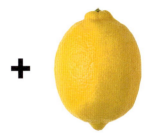

鬱々した気分や、食欲不振を解消する。

レモンは爽やかな香りと強い酸味があり、
鬱々（うつうつ）した気分や食欲不振を解消し、
吐き気を抑える効果があります。
はちみつなどの甘みを加えれば、
発汗によって失った潤いを補い、疲労回復になります。
なお、果実は「平性（へいせい）」ですが、皮は「温性（おんせい）」で体を温めます。

夏によい食材 レモン

五味: 酸（甘・苦・渋・辛）

五性: 平（寒・涼・温・熱）

気・血・水: 気滞、水滞（気虚・血虚・瘀血・津虚）

♥ Recipe
レモン紅茶

材料（1人分）

レモン ………… 2〜3枚（2〜3mm幅の輪切り）
ティーバッグ（セイロン） ………… 1袋
熱湯 ………… 約150mℓ

1. レモンは包丁で皮の黄色い部分をむく。
2. カップに、ティーバッグと1のレモンを入れる。熱湯を注ぎ、ふたをして茶葉を蒸らし、1分半〜2分たったら、ティーバッグを取り出す。

☞ Memo
紅茶といえばミルクティーかストレートティーが主流で、レモンティーは少なくなっています。国産レモンが入手できないときは、農薬が心配なので、必ず皮をむいて使いましょう。

Column

ティーポットとティーウォーマーで、カフェ気分を楽しむ

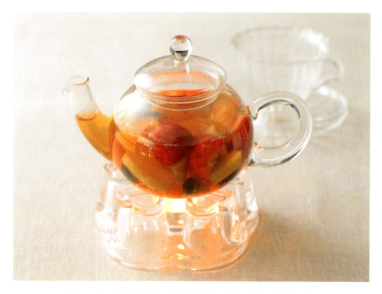

ティーポットの中には、いちご、オレンジ、キウイフルーツ、
ブルーベリーが入っています。

いつものフルーツ in 紅茶を、ティーポットで楽しんでみませんか。
いろいろなフルーツをミックスして、
ティーウォーマーでじっくり温めると、
フルーツの芳醇な香りが響き合って、優雅なひとときが生まれます。
キャンドルの火が恋しくなる季節、
心も体も、芯からほっこり温めてくれます。

PART 3
ドライフルーツ
in
紅茶

甘味、旨味、栄養素が凝縮された、
ドライフルーツを使って、
フルーツ in 紅茶を作ってみましょう。
皮をむく手間がなく、保存性もあるため、
外出先でも手軽に、フルーツ in 紅茶を楽しめます。

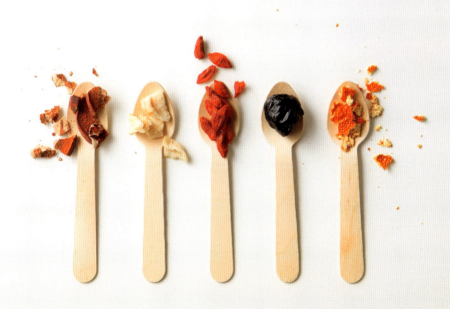

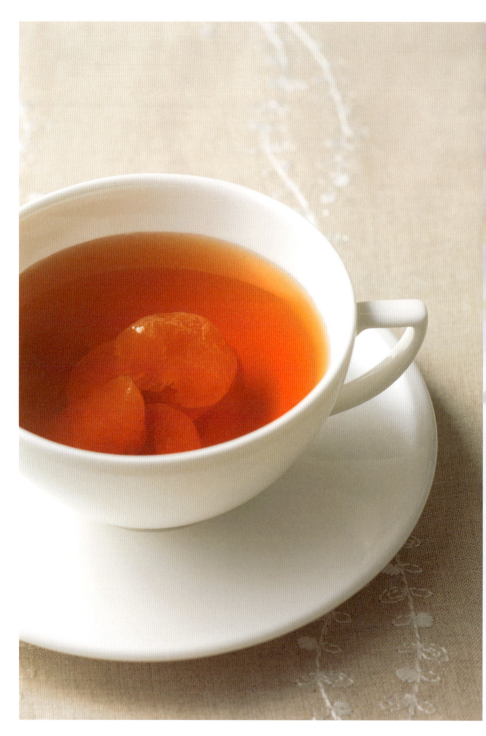

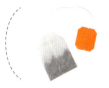

紅茶（ダージリン）
紅茶は体を温め、冷え性や肩こりを改善し、精神安定にも効果的です。あんずは甘酸っぱいので、上品な渋みのダージリンが合います。

+

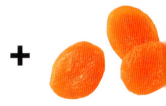

暑気あたりや、便秘を解消。咳止めにもよい。

あんずは、初夏から夏のフルーツです。
暑気あたり（夏バテ）や慢性の下痢、
便秘に効果的です。
また、喉の粘膜の乾燥による咳にも、
古くから用いられています。
あんずは体を温める「温性（おんせい）」なので、
新陳代謝を高め、美肌効果もあります。

🍵 Recipe
あんず紅茶

材料（1人分）

あんず（ドライフルーツ） ……… 2個（30g）
ティーバッグ（ダージリン） ……… 1袋
熱湯 ……… 約150mℓ

1 あんずは縦半分に切る。

2 カップに、1のあんずとティーバッグを入れる。

3 熱湯を注ぎ、ふたをして茶葉を蒸らし、1分半〜2分たったら、ティーバッグを取り出す。

❖ Memo
あんずにはβカロテンが多く含まれ、強い抗酸化作用があります。さらに、クエン酸・リンゴ酸も豊富で、疲労回復にも効果的です。また、あんずの種は杏仁といわれ、漢方では生薬として用いられています。

あんず 梅雨によい食材

五味
甘 酸
苦
渋 辛

五性
寒 涼
平
温 熱

気・血・水
気虚
気滞
血虚
瘀血
津虚
水滞

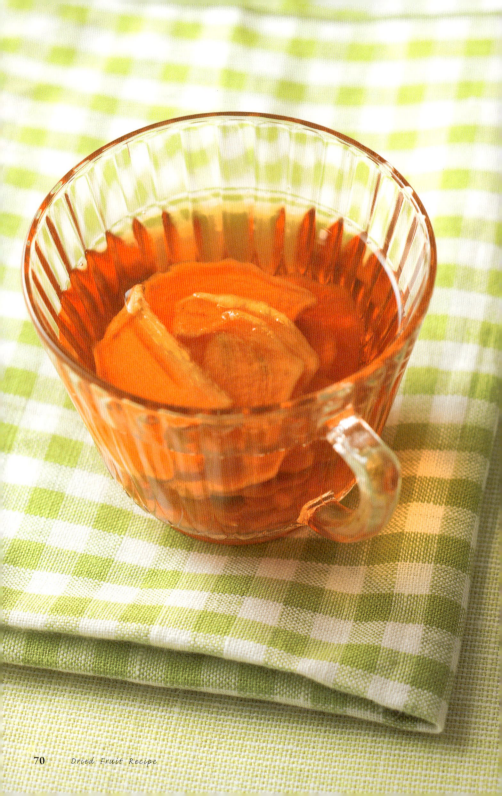

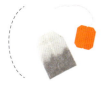

紅茶（ダージリン）
紅茶は体を温め、冷え性や肩こりを改善し、精神安定にも効果的です。かきは甘く、繊細な風味があるので、上品な渋みのダージリンが合います。

＋

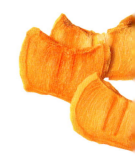

喉の渇きを潤し、咳止めに。
二日酔いの予防にもなる。

かきは、部位によって効能が異なります。
果実は喉の渇きや空咳に効果的で、
二日酔いの予防にもなります。
葉は柿葉(しよう)といって、
咳止めや止血に用いられてきました。
ヘタは柿蒂(してい)といって、
しゃっくりを止める効果があります。

かき 秋によい食材

五味
甘 / 酸 / 苦 / 渋 / 辛

五性
寒 / 涼 / 平 / 温 / 熱

気・血・水
気虚 / 気滞 / 血虚 / 瘀血 / **津虚** / 水滞

🍵 Recipe
かき紅茶

材料（1人分）

かき（ドライフルーツ） ……… 30g
ティーバッグ（ダージリン） ……… 1袋
熱湯 ……… 約150mℓ

1 カップに、かきとティーバッグを入れる。

2 熱湯を注ぎ、ふたをして茶葉を蒸らし、1分半～2分たったら、ティーバッグを取り出す。

✦ Memo
かきにはビタミンA・Cが多く含まれ、疲労回復や風邪予防にも効果的です。ドライのかきはビタミンCは失われています。旬の時季は生のかきを使いましょう。古くから葉の部分は、かきの葉茶や、かきの葉寿司として用いられています。

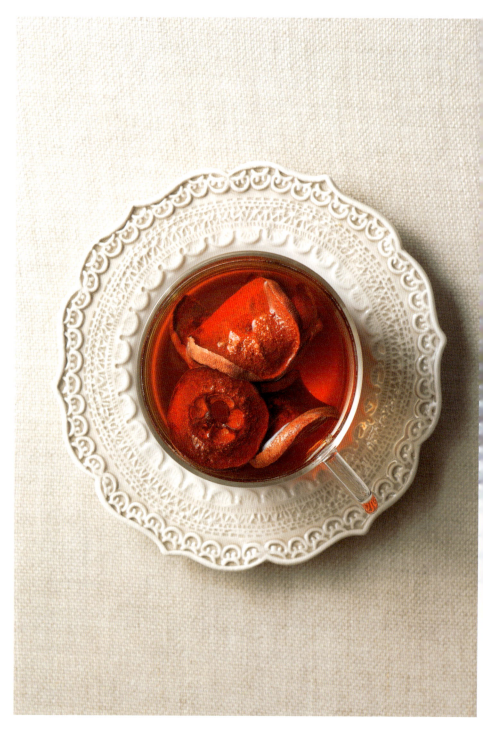

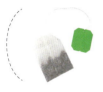

紅茶（セイロン）
紅茶は体を温め、冷え性や肩こりを改善し、精神安定にも効果的です。かりんは酸味と渋みがあるので、ほのかな柑橘系の香りのセイロンがおすすめです。

\+

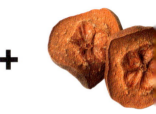

秋によい食材
かりん

喉を潤す咳止めの生薬。
むくみも改善する。

かりんは古くから、咳止めの生薬として、
用いられてきました。
利尿作用があるため、むくみにも効果的です。
果実は香りはよいのですが、
渋くて甘味もないため、生では食べられません。
果実酒、はちみつ漬け、ジャム、
ドライフルーツとして出回っています。

五味
甘 (酸) 苦 (渋) 辛

五性
寒 涼 (平) 温 熱

気・血・水
気虚
気滞
血虚
瘀血
津虚
水滞

🍀 Recipe
かりん紅茶

材料（1人分）
かりん（ドライフルーツ） ……… 15g
ティーバッグ（セイロン） ……… 1袋
熱湯 ……… 約150mℓ

1　カップに、かりんとティーバッグを入れる。
2　熱湯を注ぎ、ふたをして茶葉を蒸らし、1分半〜2分たったら、ティーバッグを取り出す。

🍀 *Memo*
かりんは、独特な甘く芳醇な香りが魅力ですが、実際には甘味はほとんどありません。紅茶にかりんを入れるときは、はちみつなどを加えるとおいしくなります。

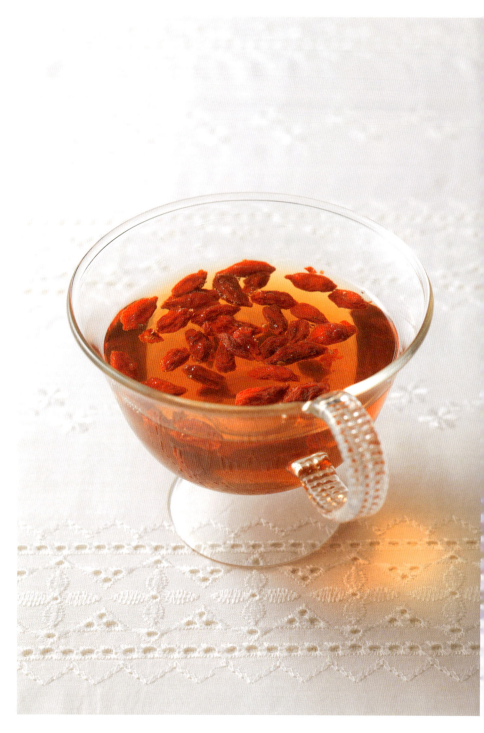

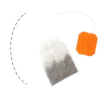

紅茶（ダージリン）
紅茶は体を温め、冷え性や肩こりを改善し、精神安定にも効果的です。くこの実は甘みがあり、繊細な風味なので、上品な渋みのダージリンが合います。

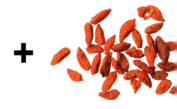

滋養強壮、老化防止。
眼精疲労、視力低下にも。

くこの実は、血を補い巡りをよくする働きがあり、疲れに効果的です。
めまい、耳鳴り、足腰に力が入らないなど、老化による症状の改善にもなります。
さらに、パソコンの使い過ぎ等による、眼精疲労、視力低下にも有効です。

🍵 Recipe
くこの実紅茶

材料（1人分）

くこの実（ドライフルーツ） ……… 大さじ1
ティーバッグ（ダージリン） ……… 1袋
熱湯 ……… 約150mℓ

1 カップに、くこの実とティーバッグを入れる。

2 熱湯を注ぎ、ふたをして茶葉を蒸らし、1分半〜2分たったら、ティーバッグを取り出す。

➥ Memo
杏仁豆腐でお馴染みの、くこの実。別名「ゴジベリー」と呼ばれています。薬膳ではよく菊花と合わせてお茶にします。

くこの実 通年よい食材

五味: 甘／酸／苦／渋／辛

五性: 寒／涼／**平**／温／熱

気・血・水: 気虚／気滞／**血虚**／瘀血／津虚／水滞

75

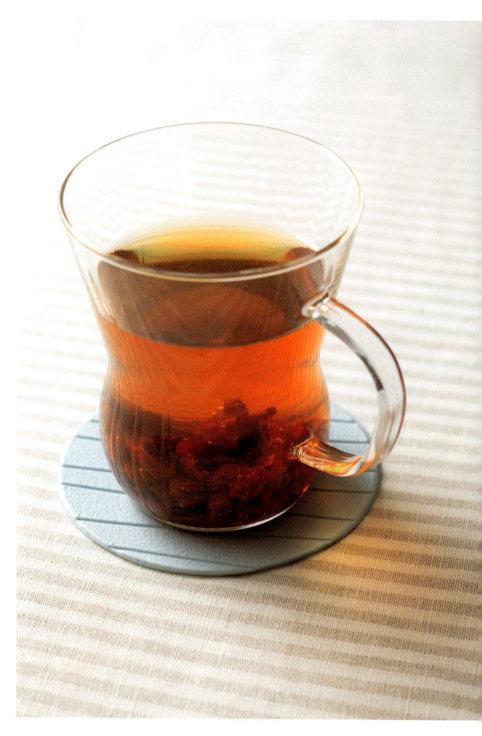

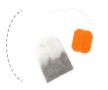

紅茶（ダージリン）

紅茶は体を温め、冷え性や肩こりを改善し、精神安定にも効果的です。クランベリーは甘酸っぱいので、上品な渋みのダージリンが合います。

+

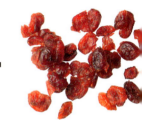

顔色を明るくし、胃腸の調子を整える。

クランベリーは強い酸味が特徴で、
甘味を加えてジャムや
ドライにして食すことが多いフルーツです。
血の巡りをよくするため、
顔色が気になる人に効果的です。
胃腸の調子を整えるので、
食べ過ぎによる消化不良にも有効です。

🍵 Recipe
クランベリー紅茶

材料（1人分）

クランベリー（ドライフルーツ） ………… 25g
ティーバッグ（ダージリン） ………… 1袋
熱湯 ……… 約150㎖

1 カップに、クランベリーとティーバッグを入れる。

2 熱湯を注ぎ、ふたをして茶葉を蒸らし、1分半〜2分たったら、ティーバッグを取り出す。

↠ Memo
クランベリーには、プロアントシアニジンというポリフェノールの一種が多く含まれています。活性酸素を抑え、抗菌・抗ウイルス作用があります。

秋によい食材
クランベリー

五 味

甘　酸
苦
渋　辛

五 性

寒　涼
平
温　熱

気・血・水

気虚
気滞
血虚
瘀血
津虚
水滞

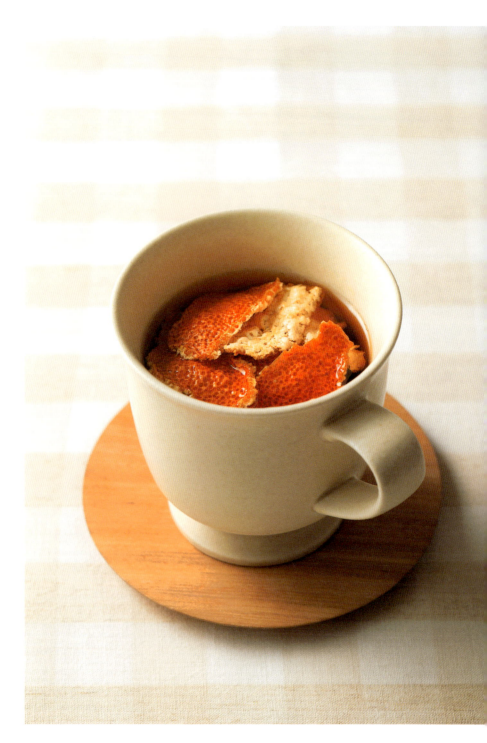

紅茶（セイロン）
紅茶は体を温め、冷え性や肩こりを改善し、精神安定にも効果的です。ちんぴは辛みと苦みがあるので、ほのかな柑橘系の香りのセイロンがおすすめです。

＋

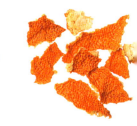

デトックスに効果的。
胃の調子も整える。

ちんぴは、完熟のみかんの皮を
ドライにしたものです。
体を温め、気の巡りをよくする働きがあり、
新陳代謝を高め、デトックスに効果的。
胃腸の調子も整えてくれます。
ちんぴはお茶にすることが多いですが、
七味唐辛子にも使われています。

❋ Recipe
ちんぴ紅茶

材料（1人分）

ちんぴ（ドライフルーツ） ……… 8g
ティーバッグ（セイロン） ……… 1袋
熱湯 ……… 約150ml

1 カップに、ちんぴとティーバッグを入れる。

2 熱湯を注ぎ、ふたをして茶葉を蒸らし、1分半〜2分たったら、ティーバッグを取り出す。

❖ Memo
生薬として、もっとも知られているのが、ちんぴです。リモネンという爽やかな香りの成分には、リラックス効果があるとされています。ちんぴを布に包んで入浴剤にすると、体の芯から温まります。

通年よい食材
ちんぴ

五 味
甘　酸
苦
渋　**辛**

五 性
寒　涼
平
温　熱

気・血・水
気虚
気滞
血虚
瘀血
津虚
水滞

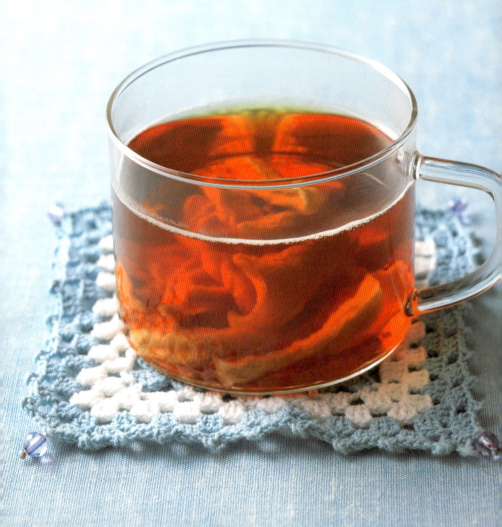

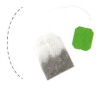

紅茶（セイロン）
紅茶は体を温め、冷え性や肩こりを改善し、精神安定にも効果的です。なしは甘みと酸味があるので、ほのかな柑橘系の香りのセイロンがおすすめです。

＋

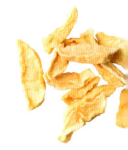

喉の炎症・空咳（からぜき）を抑え、飲み過ぎ時の解毒になる。

なしは水分を多く含み、
体の余分な熱を冷ます働きがあります。
喉の渇きを潤し、喉の炎症を鎮め、
空咳・解熱にも効果的です。
また、お酒を飲み過ぎたときには、
酒毒（しゅどく）を除去する働きもあります。

秋によい食材
なし

五味
甘 酸
(苦)
(渋) (辛)

五性
(寒) 涼
(平)
(温) (熱)

気・血・水
気虚
気滞
血虚
瘀血
津虚
水滞

🍂 Recipe
なし紅茶

材料（1人分）

なし（ドライフルーツ） ……… 15g
ティーバッグ（セイロン） ……… 1袋
熱湯 ……… 約150㎖

1 カップに、なしとティーバッグを入れる。

2 熱湯を注ぎ、ふたをして茶葉を蒸らし、1分半〜2分たったら、ティーバッグを取り出す。

◆ Memo
秋が旬のなしには、アスパラギン酸が豊富に含まれ、暑さに疲れた体を癒やす効果があります。また、生のなしには、プロテアーゼというタンパク質分解酵素が含まれ、食後に食べることで消化を促進します。

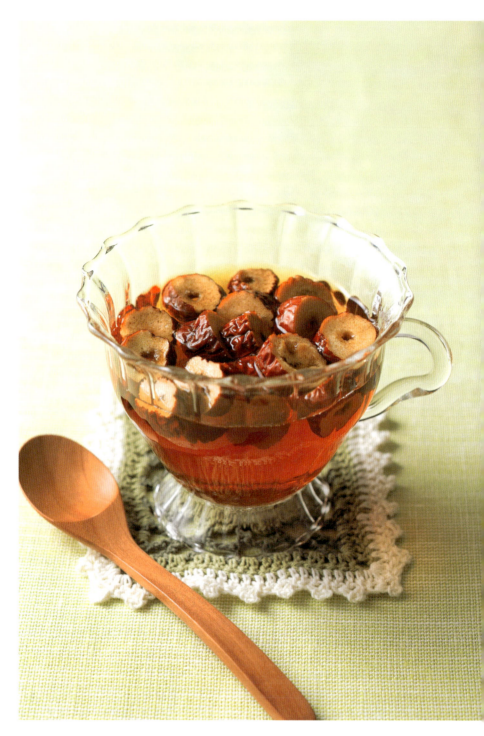

紅茶（ダージリン）

紅茶は体を温め、冷え性や肩こりを改善し、精神安定にも効果的です。なつめは甘く、独特な風味があるので、上品な渋みのダージリンが合います。

＋

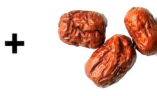

体力・気力がよみがえり、胃腸の調子が整えられる。

なつめは、気や血を補い巡りをよくし、体を温めるので、滋養強壮に効果があります。
また、鬱々したり、イライラしたり、不眠に悩むときも有効です。
さらに、胃腸の調子を整え、消化吸収を助け、栄養を体の隅々まで届ける働きがあります。

🍵 Recipe
なつめ紅茶

材料（1人分）

なつめ（ドライフルーツ） ……… 20g
ティーバッグ（ダージリン） ……… 1袋
熱湯 ……… 約150mℓ

1 なつめは、ハサミで4〜5mm幅の輪切りにする。

2 カップに、1のなつめとティーバッグを入れる。

3 熱湯を注ぎ、ふたをして茶葉を蒸らし、1分半〜2分たったら、ティーバッグを取り出す。

↠ Memo
なつめの果実をドライにしたものを、漢方では「大棗（たいそう）」といいます。戻し方は、水から煮出したり、ぬるま湯で戻す方法があります。手早く戻すには、ハサミで細かく切るとよいでしょう。

通年よい食材

なつめ

五 味
甘 / 酸 / 苦 / 渋 / 辛

五 性
寒 / 涼 / 平 / 温 / 熱

気・血・水
気虚 / 気滞 / 血虚 / 瘀血 / 津虚 / 水滞

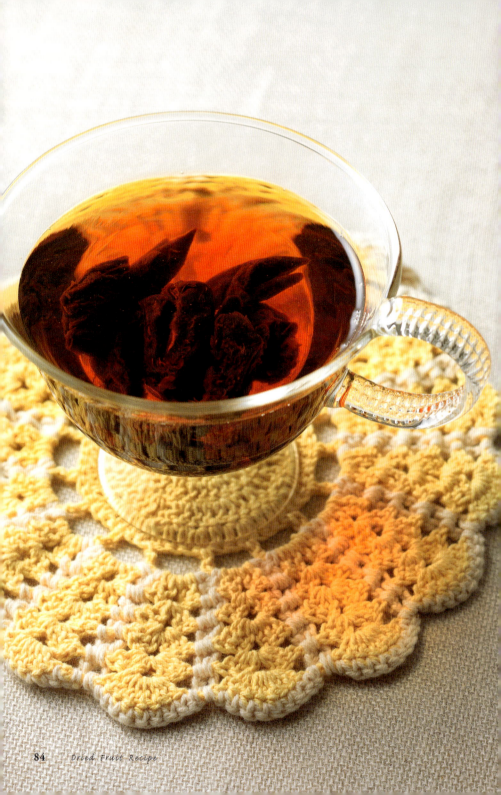

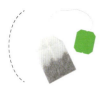

紅茶（セイロン）
紅茶は体を温め、冷え性や肩こりを改善し、精神安定にも効果的です。プルーンは甘みが強く、酸味もあるので、ほのかな柑橘系の香りのセイロンがおすすめです。

＋

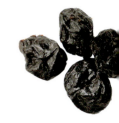

秋によい食材
プルーン

便秘や貧血を解消。
ドライアイにもよい。

プルーンは、不足した血を補う働きがあり、
女性の悩みでもっとも多い、
便秘や貧血に効果が期待できます。
さらに、血の巡りをよくして新陳代謝を高め、
肌の乾燥を潤し、
パソコンなどによる、ドライアイにも有効です。

五 味

五 性

気・血・水

● Recipe
プルーン紅茶

材料（1人分）

プルーン（ドライフルーツ） ……… 30g
ティーバッグ（セイロン） ……… 1袋
熱湯 ……… 約150mℓ

1 プルーンは縦3〜4等分に切る。

2 カップに、1のプルーンとティーバッグを入れる。

3 熱湯を注ぎ、ふたをして茶葉を蒸らし、1分半〜2分たったら、ティーバッグを取り出す。

● Memo
プルーンは「西洋李(せいようすもも)」と呼ばれています。ほどよい酸味と甘味があり、ドライフルーツはヨーグルトに入れたり、携帯食としても重宝されています。生のプルーンが入手できたら、ジャムにして紅茶に入れてもよいでしょう。

ドライフルーツ図鑑

Dried Fruit Picture

どこでも手軽に楽しめるドライフルーツ。フレッシュフルーツと比べて水分が抜けた分、食物繊維やβカロテンなどが凝縮され、甘みも強くなります。さらに、噛みごたえがあることで体を温め、満腹中枢を刺激する働きもあります。

*

ドライフルーツには、フレッシュフルーツを乾燥させる方法のほかに、次の2つのタイプがあります。フルーツの水分を少し残したジューシーな「セミドライ」タイプと、フルーツの水分を凍結して乾燥させる「フリーズドライ」タイプです。なお、フリーズドライ加工をしても、フルーツの食物繊維や鉄分などは保たれます。

*

これからご紹介するドライフルーツは、フルーツ in 紅茶 1 杯分の分量です。それぞれのドライフルーツの効能については、「フルーツ in 紅茶」のレシピページをご覧ください。

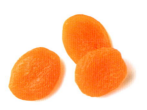

あんず ▶▶ p.68

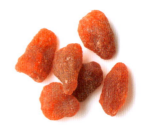

いちご ▶▶ p.22

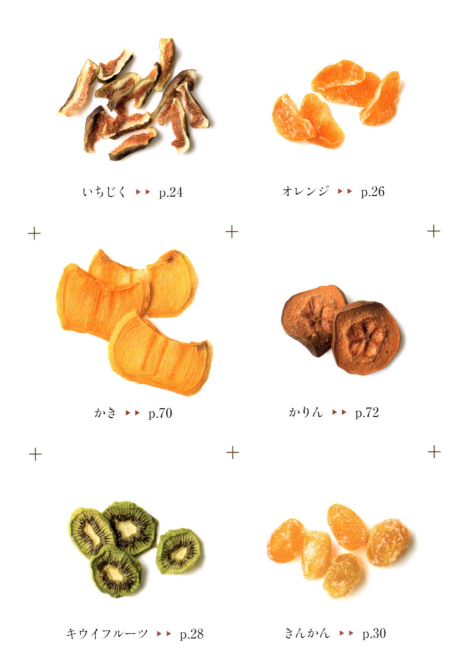

87

Picture book

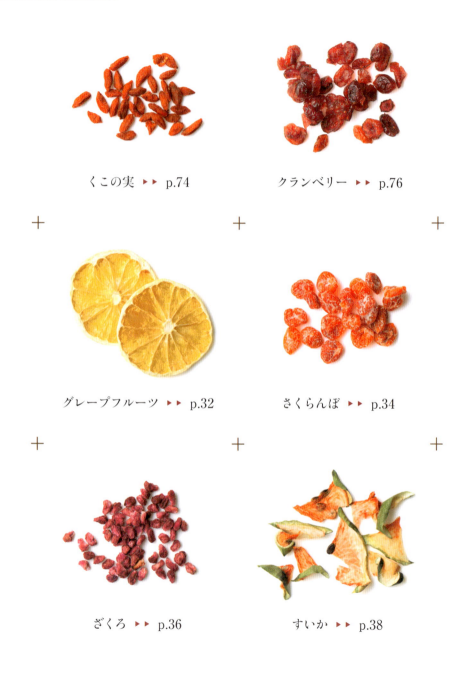

くこの実 ▸▸ p.74

クランベリー ▸▸ p.76

グレープフルーツ ▸▸ p.32

さくらんぼ ▸▸ p.34

ざくろ ▸▸ p.36

すいか ▸▸ p.38

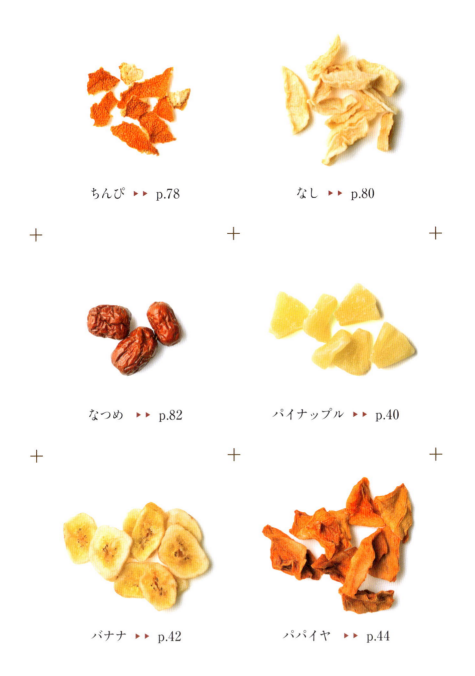

Picture book

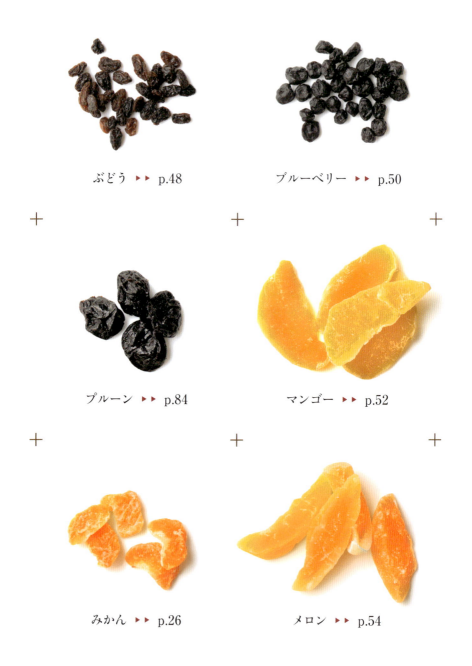

ぶどう ▶▶ p.48　　ブルーベリー ▶▶ p.50

プルーン ▶▶ p.84　　マンゴー ▶▶ p.52

みかん ▶▶ p.26　　メロン ▶▶ p.54

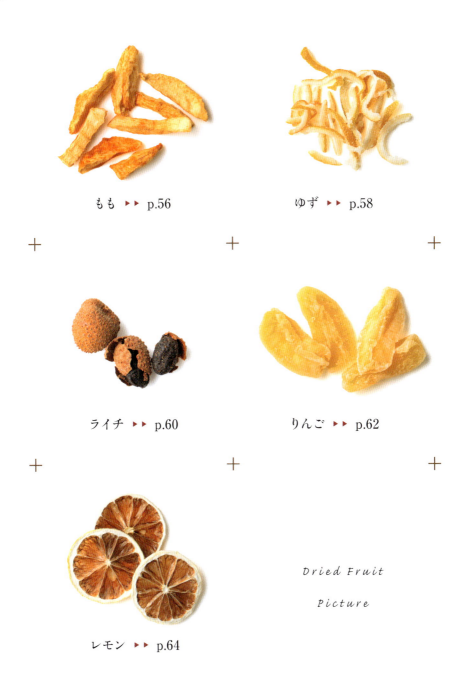

もも ▶▶ p.56

ゆず ▶▶ p.58

ライチ ▶▶ p.60

りんご ▶▶ p.62

レモン ▶▶ p.64

Dried Fruit Picture

Column

フルーツ in 紅茶のための、楽しいグッズたち

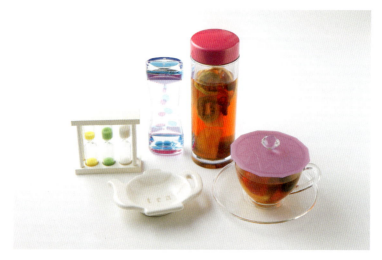

左奥から）砂時計、オイルタイマー、チャトル
左手前から）ティーバッグレスト、シリコンふた

フルーツ in 紅茶の魅力は特別な道具がいらないことです。
カップ＆ソーサーがあれば、いつでもどこでも手軽に楽しめます。
しかし、ときにはティータイムを彩るグッズたちにも、
目を向けてみませんか。
カップにお湯を注いだら、軽くて便利なシリコンふたをして、
砂時計やオイルタイマーでゆったり時間をはかり、
使い終えたティーバッグはティーレストに置いて。
外出先では、チャトルに入れて持ち歩くなど……。
フルーツ in 紅茶の世界を豊かに演出してくれます。

PART 4

フルーツ
in
紅茶の作り方

ティーバッグ紅茶の淹れ方や、フルーツの切り方、
フルーツ in 紅茶の作り方など、
見た目をきれいに、
おいしく仕上げるコツをご紹介しましょう。

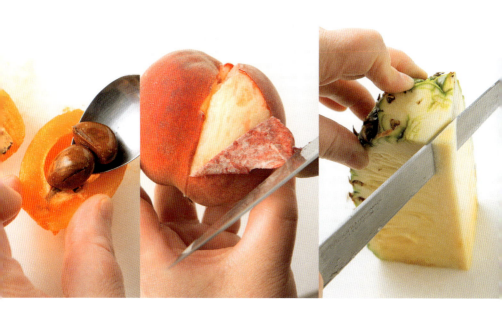

3種類の紅茶の特徴

本書では、手軽なティーバッグを使います。
フルーツに合わせて、次の3種類の紅茶を使い分けています。

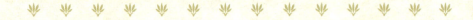

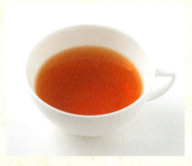

◆ セイロン

もっともポピュラーな紅茶。スリランカ（旧名：セイロン）産の紅茶を総称して、セイロンと呼んでいます。紅茶の銘柄としては、ディンブラ、ルフナ、ヌワラエリア、キャンディなどが代表的。一般的にセイロンといわれているのは、これらをブレンドしたものです。水色(すいしょく)は明るめのオレンジ系、ほのかな柑橘系の香りがあります。

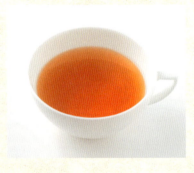

◆ ダージリン

インド北東部、東ヒマラヤ山麓に位置するダージリン高原が産地。標高が高く、寒暖差が激しい地域です。一番摘み（ファーストフラッシュ）と、二番摘み（セカンドフラッシュ）、秋摘み（オータムナル）があり、特に二番摘みは「紅茶のシャンパン」とも呼ばれ、珍重されています。水色は薄めのオレンジ系、マスカットのような香りと、上品な渋みがあります。

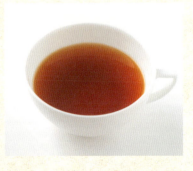

◆ ウバ

スリランカ南東部の山岳地帯、標高の高い地域で栽培されています。水色は明るく深みのある赤系、スミレやスズランのような香り「ウバ・フレーバー」が特徴です。芳醇な風味と、キリッとした渋みがあります。その深い味わいは、ミルクとの相性がとてもよく、ミルクティーとして飲まれることが多いです。

ティーバッグ紅茶の淹れ方

おいしい紅茶を淹れるには、
ティーカップ1杯分の熱湯（約180〜200㎖）に、ティーバッグ1袋が適量です。

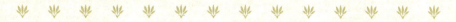

1

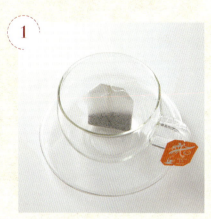

ティーカップにティーバッグを入れる。ティーカップの持ち手に、ティーバッグのひもを巻きつけ、カップの中にタッグが落ちないようにする。

2

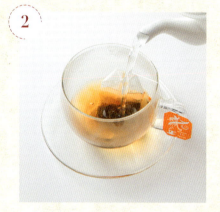

沸騰したての熱湯を、ティーバッグにめがけて注ぐ。湯の温度が低いと、十分に茶葉が開かないので要注意。

3

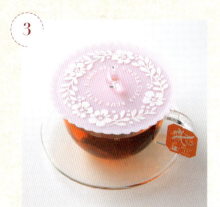

ティーカップにふたをし、茶葉を蒸らして、1分半〜2分たったら、ティーバッグを取り出す。
※ふたは、カップに付属したものや、受け皿、シリコンふたなどを使いましょう。

完成

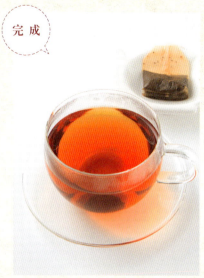

フルーツの切り方いろいろ

◆ グレープフルーツ

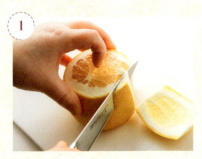

グレープフルーツの上下を、包丁で切り落とし、皮を縦に厚めに切り、白い筋が残らないようにする。

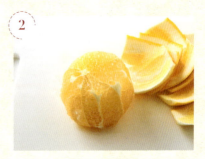

皮をすべて切り取った状態。

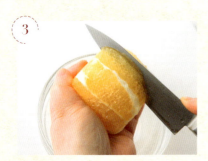

袋にそって包丁を入れる。

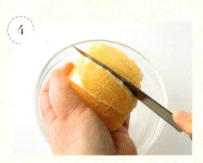

もう一方にも包丁を入れる。

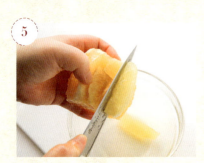

包丁を動かし、身を取り出す。

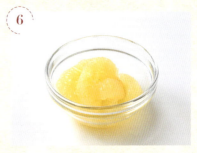

グレープフルーツの身を取り出した状態。

フルーツの果汁を逃すことなく、きれいに切れば、
フルーツ in 紅茶の味も、一層引き立ちます。

◆ もも

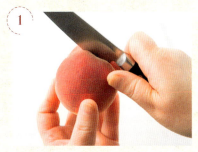

ももの割れ目にそって、包丁をぐるりと1周させ、種まで切れ目を入れる。

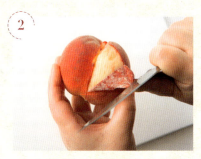

包丁に皮を引っかけるようにして、薄く皮をむく。

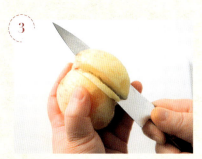

1の切り込みをめがけ、包丁を斜めにして果肉をすくうように切り取る。

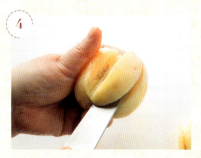

3を繰り返し、もも1個を8等分に切る。

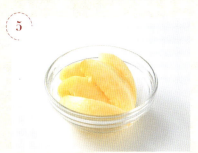

ももを8等分に切った状態。

十分に熟している場合は、
包丁を使わずに、
手で簡単に皮をむくことができます。

◆ メロン

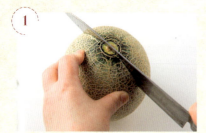

1. メロンはヘタを切り落としてから、縦半分に切る。

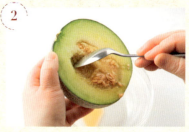

2. スプーンで種とワタを取り除く。

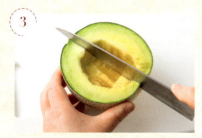

3. 包丁で縦半分に切る。

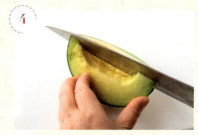

4. さらに、縦半分に切る。

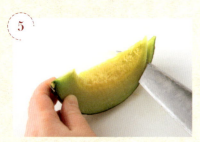

5. 皮（緑色）と果肉（薄い緑色）の間に包丁を入れ、滑らせながら切る。

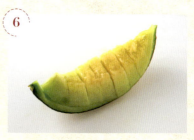

6. 果肉を包丁で一口大に切る。

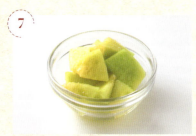

7. メロンを一口大に切った状態。

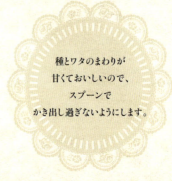

種とワタのまわりが甘くておいしいので、スプーンでかき出し過ぎないようにします。

◆ すいか

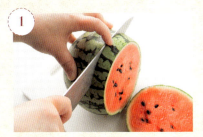

すいかは包丁で横に切る。

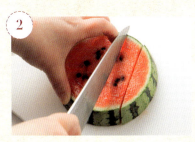

包丁で棒状に切る。

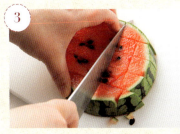

包丁で角切りにする。三角形になった部分は使用しない。

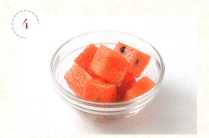

すいかを角切りにした状態。

◆ フルーツボーラーを使って、丸くくり抜く方法も ……

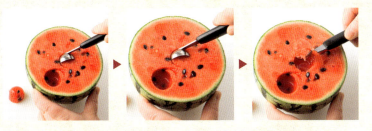

横半分に切ったすいかに、フルーツボーラーを入れてくるりと1周させ、丸くくり抜いても可愛いです。

◆ パイナップル

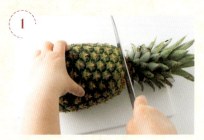

パイナップルの上下を、包丁で切り落とす。

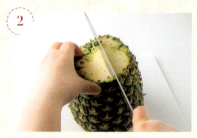

包丁で縦半分に切る。

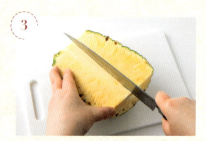

さらに、縦半分に切る。

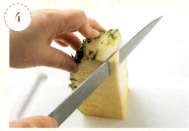

パイナップルを立てて、包丁で芯の部分を切り落とす。

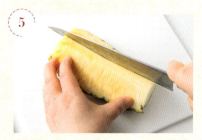

包丁で縦半分に切る。

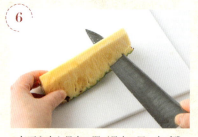

包丁を皮と果肉の間（果肉に固い皮が残らない程度）に入れ、包丁を滑らせながら切り、皮をはずす。

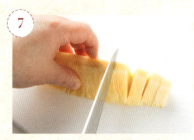

包丁で一口大に切る。

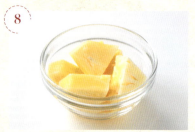

パイナップルを一口大に切った状態。

◆ びわ

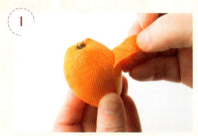

1. びわのお尻の星形から、5等分に皮をむく。

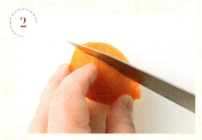

2. 縦に包丁をぐるりと一周させ、種まで切れ目を入れる。

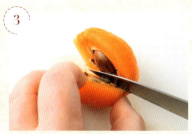

3. 指先で軽く上下を持ち、軽く包丁をあてながら縦半分に切る。

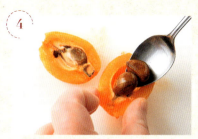

4. ティースプーンで種を取り除く。

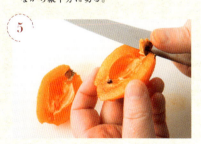

5. 茶色い部分を包丁で取り除く。

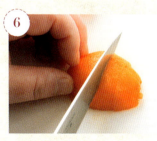

6. 包丁で横4等分に切る。

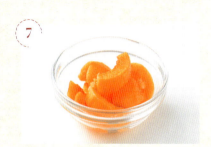

7. びわを一口大に切った状態。

種を取り除くとき、種のサイズに合ったスプーンを選ぶことがポイントです。

◆ マンゴー

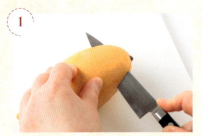

1. 包丁で種にそって、縦半分に切り目を入れる。

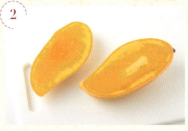

2. 種の位置を避けるようにして、包丁で縦にほぼ半分に切る。

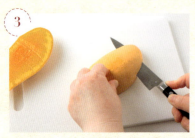

3. 包丁で種を切らないようにして、3枚におろす。

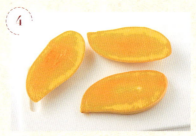

4. 中央に種のある部分(写真下)は使わない。

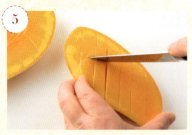

5. 包丁でさいの目に切り込みを入れる。皮まで切らないように注意する。

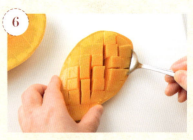

6. 皮と身の間にスプーンを入れ、果肉をすくう。

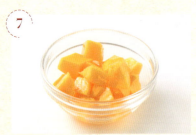

7. マンゴーを角切りにした状態。

完熟かどうかの見極めが大事。
皮を覆った
白い粉(ブルーム)がなくなり、
艶が出てきたら食べ頃です。

◆ パパイヤ

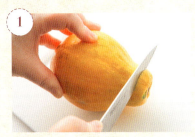
頭の部分を、包丁で切り落とす。

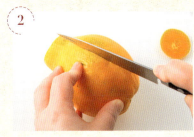
包丁で縦半分に切る。

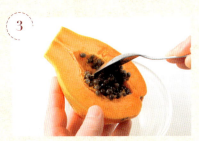
スプーンで種を取り除く。

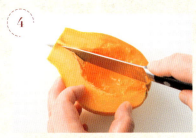
包丁で縦半分に切る。

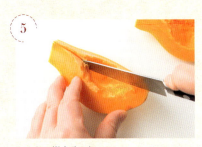
さらに縦半分に切る。

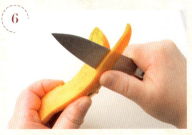
包丁で厚めに皮をむく。

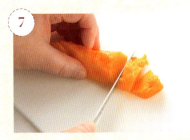
包丁で一口大に切る。

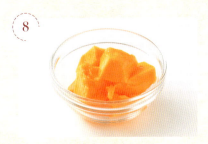
パパイヤを一口大に切った状態。

フルーツ in 紅茶、2種類の作り方

◆ フルーツ＋ストレートティー（セイロン、ダージリン）

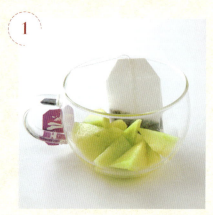

1. ティーカップにティーバッグとフルーツを入れる。ティーカップの持ち手に、ティーバッグのひもを巻きつけ、カップの中に落ちないようにする。

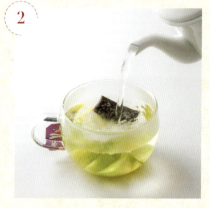

2. 沸騰したての熱湯を、ティーバッグにめがけて注ぐ。湯の温度が低いと、十分に茶葉が開かず、フルーツの香りも引き出せないので要注意。

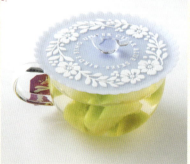

3. ティーカップにふたをし、茶葉とフルーツを蒸らして、1分半〜2分たったら、ティーバッグを取り出す。
※ふたは、カップに付属したものや、受け皿、シリコンふたなどを使いましょう。

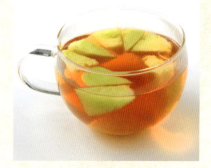

4. フルーツ in ストレートティーの完成。

フルーツの風味に合わせて、ストレートティーとミルクティーを使った、
2種類のフルーツ in 紅茶があります。

◆ フルーツ＋ミルクティー（ウバ）

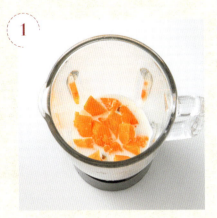

一口大に切ったフルーツと牛乳を、ミキサーにかける。

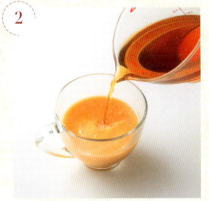

ミキサーにかけたフルーツと牛乳をティーカップに入れ、熱い紅茶（→ p.95）を注ぐ。

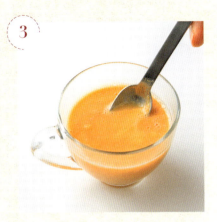

スプーンで混ぜる。

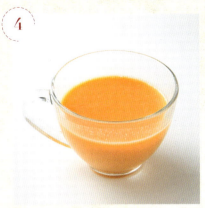

フルーツ in ミルクティーの完成。

一人ひとりの体質や悩みに合わせて、美容と健康をトータルにアドバイスしています。　薬日本堂

漢方について見識を深めるために、
薬日本堂が運営する「漢方ミュージアム」(東京・品川)を訪れました。
館内には、漢方ブティックや薬膳レストランもあり、
漢方のチカラを五感で感じることができます。

Q この漢方ミュージアムは、どのようなコンセプトで運営されているのでしょうか。

A 世界初の漢方ライフスタイル提案型複合ショップです。漢方ギャラリー、漢方ブティック、薬膳レストラン、漢方スクールが揃っています。見て・聞いて・触れて・味わって、香りも楽しみながら、漢方のチカラを五感で感じていただけます。

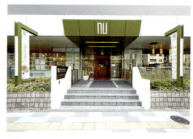

漢方ミュージアム入り口

Q 漢方薬の材料には、どんなものが使われているのですか。

A 植物・動物・鉱物が生薬として使われています。漢方ギャラリーでは、生薬を豊富に展示していますので、一つひとつ実際に見ながら確認していただくことができます。

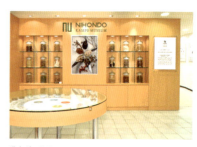

漢方ギャラリー

Q 体の不調を改善する方法や、自分の体質タイプを知りたいのですが……。

A 漢方ブティックでは、和漢素材を配合したお茶をお楽しみいただきながら、漢方専門の相談員が応対いたします。漢方薬はもちろん、生活養生品やスキンケアの他、生活の中でできる養生のアドバイスをさせていただきます。

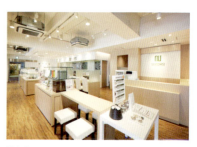

漢方ブティック

Q 薬膳レストランは、ひとりではちょっと敷居が高くて……。

A 館内でのお買い物やスクール帰りに、おひとりでも気軽にお立ち寄りいただけます。「食べる＝美と健康」をコンセプトに、ランチはスープやカレー、夜はお鍋を中心に一人ひとりの体調に合わせて選べる豊富なメニューを揃えていますので、ぜひ一度、召し上がってみてください。

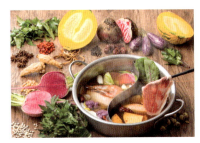
薬膳レストラン

Q 漢方スクールは、誰でも参加できるのでしょうか。

A 気軽に参加できるワンデイセミナーから、資格取得をめざして本格的に学べるコースまで、さまざまな講座を開講しています。自分の健康は自分で守り、自分でつくる「漢方・養生ライフ」をテーマにしています。スクールは、東京品川、大阪、仙台で開設しています。

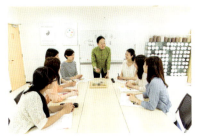
漢方スクール

Q 薬日本堂さんの漢方専門店をよく見かけます。どのようなポリシーで展開されていますか。

A 創業は1969年、漢方の考え方をベースに、一人ひとりの体質や悩みに合わせて美容と健康をトータルにアドバイスする漢方専門店を、全国に展開しています。3つの業態があり「ニホンドウ漢方ブティック」「カガエ カンポウ ブティック」「薬日本堂」です。専門の相談員が、年間のべ17万人のお客様のお悩みをおうかがいし、美容健康の総合アドバイスを行っています。

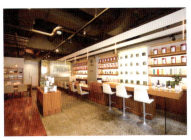
ニホンドウ漢方ブティック

「気・血・水」のタイプに合わせて

気虚

アボカドミルク紅茶 ⋯ p.20	パパイヤミルク紅茶 ⋯ p.44
いちご紅茶 ⋯⋯⋯⋯⋯ p.22	ぶどう紅茶 ⋯⋯⋯⋯⋯ p.48
いちじく紅茶 ⋯⋯⋯⋯ p.24	もも紅茶 ⋯⋯⋯⋯⋯⋯ p.56
さくらんぼ紅茶 ⋯⋯⋯ p.34	りんご紅茶 ⋯⋯⋯⋯⋯ p.62
ざくろ紅茶 ⋯⋯⋯⋯⋯ p.36	＊かき紅茶 ⋯⋯⋯⋯⋯ p.70
パイナップル紅茶 ⋯⋯ p.40	＊なつめ紅茶 ⋯⋯⋯⋯ p.82
バナナミルク紅茶 ⋯⋯ p.42	

気滞

オレンジ紅茶 ⋯⋯⋯⋯ p.26	ゆず紅茶 ⋯⋯⋯⋯⋯⋯ p.58
みかん紅茶 ⋯⋯⋯⋯⋯ p.26	ライチ紅茶 ⋯⋯⋯⋯⋯ p.60
キウイフルーツ紅茶 ⋯ p.28	りんご紅茶 ⋯⋯⋯⋯⋯ p.62
きんかん紅茶 ⋯⋯⋯⋯ p.30	レモン紅茶 ⋯⋯⋯⋯⋯ p.64
グレープフルーツ紅茶 ⋯ p.32	＊ちんぴ紅茶 ⋯⋯⋯⋯ p.78
パパイヤミルク紅茶 ⋯ p.44	

血虚

いちじく紅茶 ⋯⋯⋯⋯ p.24
ぶどう紅茶 ⋯⋯⋯⋯⋯ p.48
ライチ紅茶 ⋯⋯⋯⋯⋯ p.60
＊くこの実紅茶 ⋯⋯⋯ p.74
＊なつめ紅茶 ⋯⋯⋯⋯ p.82
＊プルーン紅茶 ⋯⋯⋯ p.84

Index

瘀血

ブルーベリー紅茶 ……	p.50
もも紅茶 ……	p.56
＊クランベリー紅茶 ……	p.76
＊プルーン紅茶 ……	p.84

津虚

いちご紅茶 ……	p.22	マンゴー紅茶 ……	p.52
いちじく紅茶 ……	p.24	メロン紅茶 ……	p.54
オレンジ紅茶 ……	p.26	＊あんず紅茶 ……	p.68
みかん紅茶 ……	p.26	＊かき紅茶 ……	p.70
キウイフルーツ紅茶 ……	p.28	＊かりん紅茶 ……	p.72
すいか紅茶 ……	p.38	＊クランベリー紅茶 ……	p.76
バナナミルク紅茶 ……	p.42	＊なし紅茶 ……	p.80
びわ紅茶 ……	p.46		

水滞

いちご紅茶 ……	p.22	ぶどう紅茶 ……	p.48
キウイフルーツ紅茶 ……	p.28	マンゴー紅茶 ……	p.52
きんかん紅茶 ……	p.30	メロン紅茶 ……	p.54
さくらんぼ紅茶 ……	p.34	レモン紅茶 ……	p.64
すいか紅茶 ……	p.38	＊あんず紅茶 ……	p.68
パイナップル紅茶 ……	p.40	＊かりん紅茶 ……	p.72
びわ紅茶 ……	p.46	＊なし紅茶 ……	p.80

本書では、＊印のフルーツ in 紅茶は、ドライフルーツを使っています。
あんず、かき、クランベリー、なしは、旬の時季にはフレッシュを入手することができます。

季節に合わせて ———————————— Index

［ 春 ］

いちご紅茶 ……………… p.22
グレープフルーツ紅茶 …… p.32
ライチ紅茶 ……………… p.60

［ 梅雨 ］

さくらんぼ紅茶 ………… p.34
バナナミルク紅茶 ……… p.42
びわ紅茶 ………………… p.46
＊あんず紅茶 …………… p.68

［ 夏 ］

キウイフルーツ紅茶 …… p.28
すいか紅茶 ……………… p.38
パイナップル紅茶 ……… p.40
パパイヤミルク紅茶 …… p.44
ブルーベリー紅茶 ……… p.50
マンゴー紅茶 …………… p.52
メロン紅茶 ……………… p.54
もも紅茶 ………………… p.56
レモン紅茶 ……………… p.64

［ 秋 ］

アボカドミルク紅茶 …… p.20
いちじく紅茶 …………… p.24
きんかん紅茶 …………… p.30
ざくろ紅茶 ……………… p.36
ぶどう紅茶 ……………… p.48
りんご紅茶 ……………… p.62
＊かき紅茶 ……………… p.70
＊かりん紅茶 …………… p.72
＊クランベリー紅茶 …… p.76
＊なし紅茶 ……………… p.80
＊プルーン紅茶 ………… p.84

［ 冬 ］

オレンジ紅茶 …………… p.26
みかん紅茶 ……………… p.26
＊ゆず紅茶 ……………… p.58

［ 通年 ］

＊くこの実紅茶 ………… p.74
＊ちんぴ紅茶 …………… p.78
＊なつめ紅茶 …………… p.82

時間帯に合わせて ———————— Index

※「フルーツin紅茶」のレシピを紹介しているページには、
　時間帯の記載はしていませんが、
　「朝・昼・夜」に飲む際の参考にしてください。

朝

すっきり目覚め
香りや酸味があり、
気分をすっきり巡らせる。

いちご紅茶	p. 22
キウイフルーツ紅茶	p. 28
レモン紅茶	p. 64

朝食代わり
「気・血」を充実させたり、
ミルクと合わせたもの。

アボカドミルク紅茶	p. 20
さくらんぼ紅茶	p. 34
バナナミルク紅茶	p. 42
パパイヤミルク紅茶	p. 44
ブルーベリー紅茶	p. 50
りんご紅茶	p. 62
＊あんず紅茶	p. 68
＊なつめ紅茶	p. 82

昼

気分転換に
すっきりした味と香り、
疲れたときに補える。

オレンジ紅茶	p. 26
みかん紅茶	p. 26
びわ紅茶	p. 46
もも紅茶	p. 56
＊かりん紅茶	p. 72
＊クランベリー紅茶	p. 76

体すっきり
熱を冷まし、
むくみを取る。

グレープフルーツ紅茶	p. 32
ざくろ紅茶	p. 36
すいか紅茶	p. 38
パイナップル紅茶	p. 40
マンゴー紅茶	p. 52
メロン紅茶	p. 54
＊かき紅茶	p. 70
＊なし紅茶	p. 80

夜

リラックスタイムに
「温性」か「平性」を基本に、
香りのよいもの。

いちじく紅茶	p. 24
きんかん紅茶	p. 30
ゆず紅茶	p. 58
＊ちんぴ紅茶	p. 78

明日の活力を補う
「温性」か「平性」で胃腸を整え、
特に「血」を補う。

ぶどう紅茶	p. 48
ライチ紅茶	p. 60
＊くこの実紅茶	p. 74
＊プルーン紅茶	p. 84

夜にフルーツin紅茶を楽しむ場合は、
カフェインレスのティーバッグ（市販）をおすすめします。

本書では、＊印の「フルーツin紅茶」は、ドライフルーツを使っています。
あんず、かき、クランベリー、なしは、旬の時季にはフレッシュを入手することができます。

111

監修
薬日本堂（くすりにほんどう）

1969年創業の日本最大の漢方専門店。一人ひとりの体質や悩みに合わせて健康・美容をトータルにアドバイスする「ニホンドウ漢方ブティック」「カガエ カンポウ ブティック」「薬日本堂」を全国に展開。漢方の考え方をベースに、健康的なライフスタイルを提案している。その他、ニホンドウ漢方ミュージアム（東京・品川）、薬日本堂漢方スクール、書籍監修、他業種とのコラボレーションなど、漢方・養生を軸とした幅広い事業展開を行う。
薬日本堂公式サイト　https://www.nihondo.co.jp/

料理制作
大越郷子（おおこし・さとこ）

管理栄養士、フードコーディネーター。
服部栄養専門学校を卒業後、病院の栄養士として勤務。フリーランスになり、雑誌・書籍の料理制作、栄養指導、製菓学校の講師などで活躍。おいしくヘルシーな料理が好評を博している。『やせる糖質オフレシピ2週間プログラム』（西東社）、『グルテンフリーのパンと麺とおやつ』（PHP研究所）、『ひんやり さっぱりゼリー寄せ』など、著書多数。

Ｓｔａｆｆ

デザイン　根本綾子（Karon）
撮影　石田健一
スタイリスト　宮沢ゆか
編集協力　雨宮敦子（Take One）

からだを整える フルーツ in 紅茶

2019年9月26日　初版発行

監修　薬日本堂
発行者　鈴木伸也
発行　株式会社大泉書店
住所　〒162-0805　東京都新宿区矢来町27
電話　03-3260-4001(代)
FAX　03-3260-4074
振替　00140-7-1742
印刷　ラン印刷社
製本　明光社

©Oizumishoten　2019 Printed in Japan
URL http://www.oizumishoten.co.jp/
ISBN 978-4-278-03799-9　C0077
落丁、乱丁本は小社にてお取替えいたします。
本書の内容についてのご質問は、ハガキまたはFAXにてお願いいたします。
本書を無断で複写（コピー・スキャン・デジタル化）することは、
著作権法上認められた場合を除き、禁じられています。
小社は、複写に係わる権利の管理につき委託を受けていますので、
複写をされる場合は、必ず小社にご連絡ください。